선도비결 내정보화주

## 무동금강 無動金剛

5,200여 자의 금강경을 30회 이상 사경, 좌제도와 태장계 및
금강경 만다라 사경했다.
일반회로 수만 장 공부. 현재 무동금강이라는 명칭으로 카페
금강연화원 (https://cafe.naver.com/vajrapadme)를 운영하며
좌회원들과 같이 수행하고 있다.
저서로는 《무동 번뇌를 자르다》, 《밀교 명상의 법》, 《만다라
현현의 법》, 《다차원 우주의 영적 진실》, 《밀교 만다라의 서》,
《만다라 몸의 성취》, 《코스믹 오컬트》 등이 있다.

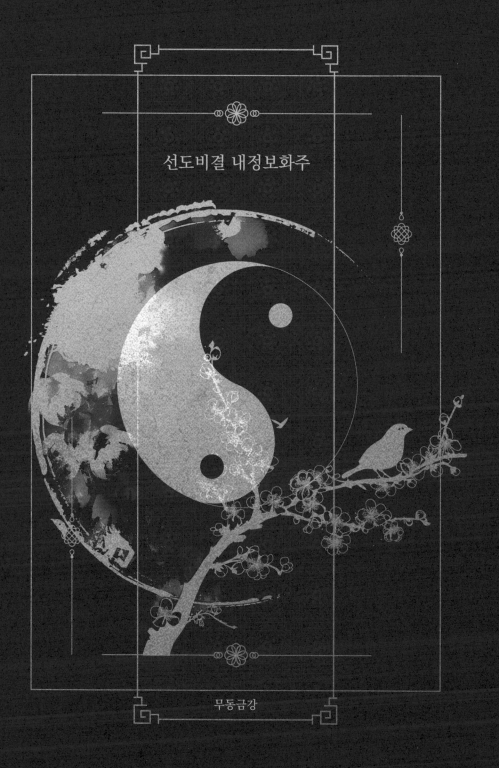

선도비결 내정보화주

무동금강

# 선도비결 내정보화주

**초판 1쇄 인쇄** 2024년 10월 18일
**초판 1쇄 발행** 2024년 11월 07일
**지은이** 무동금강無動金剛

**펴낸이** 김양수
**펴낸곳** 도서출판 맑은샘
**출판등록** 제2012-000035
**주소** 경기도 고양시 일산서구 중앙로 1456(주엽동) 서현프라자 604호
**전화** 031) 906-5006
**팩스** 031) 906-5079
**홈페이지** www.booksam.kr
**블로그** http://blog.naver.com/okbook1234
**이메일** okbook1234@naver.com

ISBN 979-11-5778-669-5 (03510)

머리말 _10


# 1장 좌공부로 접근하는 선도 수행

1. 선도 수행의 개괄적 흐름과 특징 _14

2. 좌공부 진행 체계 _17

    – 좌공부의 시작/기공으로서의 동작과 회로 _17

    – 동작으로 그리는 회로 _19

    – 좌설정 _20

    – 사무처리와 명입력 _21

3. 선도수행과 대비한 좌공부의 특징 _23

    (1) 기운의 흐름 _24

    (2) 도안과 문자사용 _27

    (3) 물품의 활용 _29

    (4) 특수 기공으로서의 좌공부 _30

# 2장 내정보화주 수행에 대해

1. 내정보화주 수행이란? _34

2. 회전력 수행을 접목 _36

3. 여러 층차의 미세신 제도 – 선도 18층 수행 _38

4. 정보장 운영 _40

# 3장 단전의 구조에 대해

1. 단전의 구조를 영기장 체크의 방식으로 모델링화 _44

2. 단전의 구조로 보는 수행의 원리 _50

3. 양맥과 음맥에 대하여 – 지구 시스템과 인체의 맥 _52

4. 영기장으로 본 도가의 인물 _57

    – 노자의 영기장 _57

    – 종리권의 영기장 _61

    – 여동빈의 영기장 _64

    – 장삼봉의 영기장 _65

    – 조피진의 영기장 _67

5. 양신출태 이후의 몸, 윤회에 대한 내용 _69

# 4장 내정보화주 생성의 비법

1. 삼청 세분의 존재와 지고의 어머니 _74

  - 원시천존(元始天尊) _74

  - 영보천존 태상도군(太上道君) _75

  - 도덕천존 태상노군(太上老君) _76

  - 곤륜금오태모천선 서왕모 _77

2. 내정보화주 생성의 원리 _79

  - 내정보화주의 생성의 원리 _79

  - 여성 에너지인 곤륜성모의 에너지 _80

  - 남성 에너지인 태백천제의 에너지 _85

# 5장 내정보화주의 수행법

1. 전수 과정과 자격 요건 _90

2. 내정보화주 발공법 1단계 _93

3. 내정보화주 발공법 2단계 _98

4. 내정보화주 발공법 3단계 _101

# 6장 선도 18층의 이름과 역할

1. 선도 18층의 이름과 역할에 대해 _110

2. 선도계의 특징에 대해 _113

# 7장 선도 18층의 세계

- 들어가기 앞서서 _118

1. 1층 기전문(氣電門) _121

2. 2층 전풍문(電風門) _124

3. 3층 화진풍문(火盡風門) _127

4. 4층 염화전풍문(炎火電風門) _131

5. 5층 온염화기문(溫炎火氣門) _134

6. 6층 염정수기문(斂精水氣門) _137

7. 7층 수천정기류문(水泉井氣流門) _140

8. 8층 월도문(月道門) _143

9. 9층 지선(地仙) 사선(四仙) / 원소계 4선(四仙) _147

　　열화천문(熱火天門) _147

　　폭류천문(瀑流天門) _150

　　풍렬천문(風烈天門) _152

　　광염천문(光炎天門) _154

10. 10층 성신일회(星神一會) _156

11. 11층 성광월회(星光月會) _159

12. 12층 일양천회(日陽天會) _163

13. 13층 용맥광지회(龍脈廣地會) _167

14. 14층 해월수도회(海月水到會) _171

15. 15층 지열수욕회(地熱水浴會) _176

16. 16층 영성집월회(永星集月會) _179

17. 17층 일륜존회(日輪尊會) _181

18. 18층 영보존천회(永寶尊天會) _183

8장 내정보화주 수행의 의미 _186


9장 선도 18층과 기존 선도의
　　　수행이 보는 선인의 세계 _190


10장 북두상승비밀대법(北斗上乘秘密大法)

1. 북두칠성 신앙과 제존 _198

2. 북두상승비밀대법의 의미 _204

3. 북두상승비밀대법의 세 가지 수행 차제 _206

　－ 북두국토안락대법(北斗國土安樂大法) _206

　－ 북두칠광법(北斗七光法) _211

　－ 북두자미십광법(北斗紫微十光法) _213

4. 북두칠성과 남두육성 _217

5. 북두구진남두육선 양재초복의 법 _219

　많은 수행자가 도가 수행의 한 갈래인 단전호흡을 하고 있다. 그러나 도가의 시조라 불리는 노자가 실제로 단전호흡을 했는지 알 수 없으며, 도가 여러 분파의 시조들이 서술한 경전이 각 분파의 경전으로 숭앙받고 있어 도가 수행을 하나의 통일된 체계로 설명하기란 어려운 일이다. 기독교 계열이 여러 차례 공의회를 열어 견해를 정립하는 과정을 거쳤고, 불교 역시 석가모니가 설한 내용을 경전으로 체계화하는 '결집'의 과정을 거친 것에 반해, 도가는 단전호흡으로 대표되는 기공 수행과 천신들과 교감하면서 주문 수행을 하는 좌도 수행이 혼재되어 있다.

　'선도비결 내정보화주'는 특수한 기공 수행인 좌공부를 기반으로 하여 '선도계 18층'을 완성해가는 특수 기공 수행이다. 좌공부는 흐름을 타는 기공 수행으로 기운을 종이에 그리는 회로 수행으로 진행된다. 좌공부를 선도 계열로 본다면 호흡 수련과 부적 수행을 하지 않아 비주류라 볼 수 있으나, 기의 흐름을 타는 '동작'과 그 동작으로 기의 흐름을 그리는 '회로'라는 것으로 분명 선도적인 요소, 기의 흐름과 부적술과 유사한 흐름이 보인다고 하겠다.

이 책에서는 좌공부의 선도적인 특성과 단전의 구조를 밝히며, 이 단전의 구조를 각 성취자들의 것과 비교하면서 내정보화주 체계를 완성해나감을 밝혀 놓았다. 그렇기에 이 책에서는 좌공부를 기반으로 한 내정보화주 수행을 체계화해서 선도 수행에 한층 더 가깝게 다가갈 수 있도록 했다. 또한 선도계 18층의 신비스러운 세계를 인간의 언어로 구체화하여 수록하여 수행을 하지 않는 일반인들에게 신선하게 다가올 것이며, 의식의 확장도 일어날 것으로 보인다. 수행자들에게는 기존 어렵게 이뤄야 했던 수행 과정이 아닌 지금 시대와 의식 수준에 맞는 수행법으로 새롭게 체계화했기 때문에 많은 이가 보다 쉽게 다가갈 수 있을 것이라 본다.

이 책이 선도 수행자들에게 새로운 관점을 주고 의식 확장이 일어나게 되는 계기가 되어 새로운 수행의 돌파구가 되기를 바란다.

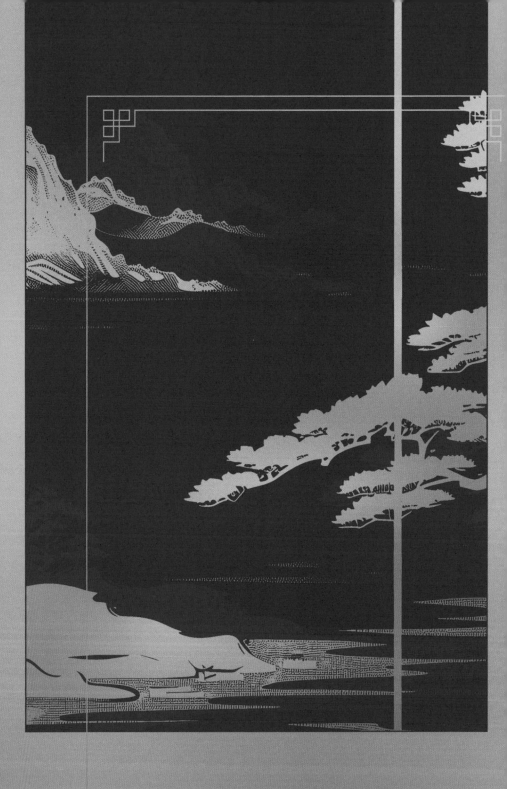

# 1장

# 좌공부로 접근하는
# 선도 수행

# 01
## 선도 수행의 개괄적 흐름과 특징

선도 수행은 신선이 되고자 하는 수행을 일컫는다. 현재 대중에게 알려진 선도 수행은 단전호흡이고 단전호흡을 표방한 수많은 단체는 봉우 권태훈에 의해 알려진 체계로 수행하고 있다.

선도 수행은 종교로서의 도가와 도가의 사상체계에 의한 수행들, 동이족 고유의 선도 수행을 포함한다. 석가모니의 교설을 중심으로 하는 불교나 국가 차원에서 사료를 남겨 신의 계보를 정리한 일본의 신도와 다르게 도가에서는 그 시조를 노자로 보고, 한국의 전통 수행 단체에서는 환웅까지 보기 때문에 기층 민간 신앙으로서의 도교까지 포함하면 선도 체계를 잡는 것은 매우 어려운 일이다. 또한 전설이나 민담처럼 내려오는 내용도 있고 선도 문파마다 다른 각각의 이론과 수행체계로 접근하고 있어서 선도에 대해 일반적으로 정리하기 더욱 어려워졌다.

여기서는 선도를 도에 합치되기 위한 수행들로 보면서 신선이 되기 위한 일체의 방법을 망라한 체계라고 보는 관점으로 본다. 봉우 권태훈이 말한 연정화기 · 연기화신 · 연신환허를 실천적 체계로서의 선도 수행을 기본으로 보고자 한다.

먼저 연정화기는 기운을 단전에 응축해 내단을 만들면서 육체적 기운인 '정'이 '기'로 바뀌는 것을 의미한다. 이를 위해 음식을 가려 먹고, 운기 조식을 하며 성행위를 하지 않는다. 이러한 과정에서 육체적 에너지인 '정'이 모이고 응축된다고 보기 때문에 섭생, 금욕은 선도 수행에서 가장 기본이다.

'정'이 '기'로 바뀌고 이 기운이 신'의 기운이 되는 것을 연기화신이라 한다. 그리고 이 기운체가 도에 합치되는 연신환허, 환허합도의 과정을 거치게 된다. 연신환허와 화허합도는 선도 수행의 목표이지만 구체적으로 밝혀진 바 없고 선도 수행의 목표로서만 알려진 것이다.

연정화기와 연기화신의 과정에서 미세한 몸인 양신이 생기게 되고 우화등선(羽化登仙)이라는 한자에 맞게 몸을 탈피하여 신선이 되거나(양신이 몸을 나가고 몸은 버려지는 것을 말함.) 혹은 몸 자체로 신선이 된다고 한다. 연기화신 이후의 과정은 연신환허나 환허합도라 불리며 이것이 신선으로 된 것을 말함인지 아니면 신선 이후의 별개의 허로 돌아가거나 도에 합치되는 상태가 되는지는 정확히 알려진 바 없다.

선도 수행의 가장 기초적인 단계인 연정화기의 단계에서는 정의 에너지를 모으는 과정이 극히 어렵다. 방사를 금지하는 것과 연공 자세를 오랫동안 행해야 하는 것 등등 기운을 응축하기 위한 여러 조건을 지키는 것이 현실적으로 힘든 부분이 많다. 이에 미세한 에너지체인 양신으로 몸을 벗거나 몸이 양신으로 바뀌는 과정이 상세히 밝혀지지 않아 정론이 정해지지 않은 점을 살펴 좌공부로 선도 수행의 목적을 이룰 수 있는 방법을 생각하게 됐다.

좌공부 역시 기운으로 하는 수행이고 기공의 종류이지만 자발공을 일으키는 수행은 아니다. 기를 모으기 위해 선도 수행에서 하는 연공자세를 장시간 하며 극강의 인내력을 시험하는 수행 또한 아니다. 좌공부는 기가 열리면 흐름에 의해 자연스럽게 자동으로 운용된다고 본다. 이런 입장에서 좌공부로 접근한 선도 수행, 즉 '내정보화주' 수행은 선도 성취를 이루기보다 효율적이라 할 수 있다. 여기서는 좌공부의 수행체계를 간단히 소개하겠다. 이후 좌공부가 고대 선도로서의 모습이 있음을 밝히고 좌공부의 선도 수행적 특징을 활용한 내정보화주 수행을 소개하고자 한다.

# 02
# 좌공부 진행 체계

좌공부는 1980년대에 한울 김준원을 통해 대중적으로 알려진 수행이다. 이 수행법은 이한진인 김진영을 시조로 본다. 김진영 또한 누군가에게 전수받았다고 전해지나 다소 설화적인 내용을 담고 있다. 전해지는 내용과 좌공부의 몇 가지 특성으로 보아 고대의 선도가 아니었을까 짐작한다.

좌공부가 영기공부, 회로공부, 기명상 등의 여러 다양한 말로 불리지만 기장이 만다라처럼 구획된 에너지로 섬세히 짜여 나가는 특성을 고려해 여기서는 좌공부라고 부르기로 하겠다. 여기서 '좌'는 자리 좌(座), 영적인 자리를 말하며 사회적인 자리를 뜻한다. 만다라적으로 구획된 에너지 상태를 의미한다.


## ■ 좌공부의 시작 / 기공으로서의 동작과 회로

공부의 입문은 정화 작업(사무처리라고 함)을 하고 난 이후 동작 유도로 시작한다. 선임자들은 에너지체가 만다라처럼 잘 정돈된 분들이고 이분들은 좌의 이름 즉 좌명이라는 것을 갖고 있다. 개인마다 갖고 있는 좌의 힘으로 다른 이들의 영적 정돈까지 가능한데, 이 작업을 '사무처리'라고 부른다. 구체적인 방법은 16절지 위에 인체 도장으로 찍은 인체 형태에 동작으로 기형(氣形)을 잡아서 정리하는 것이다.

이후 선임자는 입문자의 형태장을 보정하고 공부의 지침으로 삼는 '명입력'을 하여 명입력 종이 16장을 준다.

입문자는 명입력 종이 16장을 앞에 두고 오른손을 위에 살짝 공간이 뜨게 올려놓는다.

지도자나 선임자는 입문자의 오른손에 기운이 동하여 회전력이 가동되도록 돕는 동작을 한다. 즉 명입력 종이와 입문자가 교감하면서 회전력이 강해지도록 동작을 동작으로 유도하는 것이다.

손이 종이에 가깝다고 동작이 나오는 것이 아니며 명입력 종이 위에 손을 띄워놓은 상태로 이완하게 되면 기의 흐름에 의해 손이 저절로 움직이게 되는 것이다.

동작에 힘이 붙게 되면(선임자가 판단) 파란색 볼펜으로 16절지에 회로라고 하여 기운에 의해 움직여지는 손으로 그림을 그리게 된다. 여기까지가 동작이며 동작으로 사물(암석이나 자연물이나 인공물)이나 동식물과 인간들과 기운의 대사를 할 수 있다. 즉 동작으로 '대사를 어떻게 하지?'라고 스스로 물어보면서 동작을 하게 되면 기운의 교류까지 가능하니, 동작이야말로 좌공부를 하기 위한 토대이자 공부 과정 전체에서 하는 수행의 기본인 것이다.

### ■ 동작으로 그리는 회로

사무처리(정화작업)와 명입력(기운을 내면의 본성에 맞게 가이드하는 종이)을 지속적으로 받게 되면 기운이 정갈해지게 된다. 그것에 더해 동작에 힘이 붙게 되면(선임자의 판단하에) 파란색 볼펜으로 동작의 느낌을 따라 16절지에 그림을 그린다. 이것을 회로라 부른다. 회로를 하게 되면 모양이 점차 정돈되면서 여러 형태의 다양한 흐름이 구체화되기 시작한다. 에너지의 설계, 탁한 기운의 정리, 에너지체의 정돈 등등 다양한 흐름으로 나타나며 회로 모양 역시 다양하게 표현된다.

회로 수행을 많이 하면 일반적인 동작만 수행한 것보다 회전력, 즉 공력이 더 늘어나게 된다. 이러한 회전력은 수행자 내면의 생명의 흐름이 스스로 완전하게 하려고 나오는 것이다. 회로는 2차원적 평면에 반영구적으로 기운을 옮긴 것이기 때문에 회로의 작용은 회로 창조자인 수행자에게 간다.

회로의 힘은 수행자의 에너지 정돈, 정리, 배열, 재조합, 배출에 영향을 주고 수행자의 기장을 만다라처럼 만들게 된다.

처음에는 파란색 볼펜만을 사용하다가 나중에 기운이 좀 더 강한 빨간색 볼펜을 사용한다. 파란색과 빨간색은 회로에 기본적으로 사용되는 색깔이며 이후 점차적으로 색깔을 추가해 사용한다.

### ■ 좌설정

사무처리와 명입력을 꾸준히 받으면서 회로를 장기간 하게 되면 기장 자체가 만다라의 형태로 되는데, 이때 즈음 좌명이라는 수행 이름을 설정하게 된다. 좌명을 받는 것은 스스로 걸을 수 있게 되었다는 의미이지, 공부의 마무리로 보지 않는다.

동작과 회로 수행으로 공부가 깊이 진행되면 기장이 포화된 상태가 되는데, 이때 에고가 흔들리고 의식이 넓어지는 순간이 오면 기장이 축소되면서 나이테처럼 남고 새로운 기장으로 대체된다. 좌공부는 의식이 깊어지면서(마음공부) 의식적 깊이가 기장으로 전환되는 에너지적인 특징이 있다. 흔들리는 내면을 주시하면서 내면의 크랙(에고의 깨어짐)이 발생할 때 이를 기회로 삼아 내면적 성찰을 이뤄내면 새로운 살이 돋듯 기운적으로 업그레이드될 수 있다.

## ■ 사무처리와 명입력

이렇게 만들어지는 좌의 힘으로 다른 이들의 영적인 정돈 작업이 가능한데, 이것을 '사무처리'라고 한다. 16절지에 인체 도장을 찍어 동작으로 기형을 잡아 정리하는 것이다.

사무처리가 종료되면 명입력을 진행한다. 16절지 16장을 수행자에게 건네주면 수행자는 입문할 때처럼 명입력 종이 위에 손을 올려 대사하면서 동작하는 것이다.

사무처리를 받고, 명입력 종이를 수령하는 것은 다음과 같은 뜻을 함축한다.

1. 수행자가 공부가 깊어질수록 처리자가 하는 사무처리의 깊이와 폭이 달라지게 된다. 정화의 수준은 수행자의 자발적인 수행과도 연관 있다.
2. 기운을 정리 정돈하고 나면, 기운이 나아가는 지향성을 부여하는 명입력을 받는다. 처리하는 선임이 처리 받는 이의 본성이 원하는 지향성을 동작의 방식으로 유형화하여 종이에 그린다. 명입력이 그려진 종이와 대사하면 처리 받는 이의 기장이 달라진다.
3. 좌공부는 형태를 바로 잡는 특징이 있다. 사무처리와 명입력은 형태장을 바로 잡는 것이며, 만물은 '꼴'이라는 형태의

장으로 물질계에 구현된 파동이니 파동으로 이루어진 모든 것, 즉 차크라, 기맥, 혈맥, 기장, 에너지 파동에 따른 여러 층차의 기몸 정돈까지 가능한 것이다.

모범적인 기장을 명입력 종이에 부여하고 이 종이와 기운적 대사를 하면 에너지체에 변화가 일어난다.

## 03
# 선도수행과 대비한 좌공부의 특징

　선임자가 수행자에게 동작 유도와 사무처리 명입력 종이를 통해 기를 열어주면 본연의 생명 흐름이 스스로 완전하게 하려는 흐름으로 동작이 나오게 된다. 좌공부는 자연기나 사물의 기운, 내면의 본성적 흐름 등을 기운으로 보고 이를 운영하는 것에 특화되어 있다. 즉 인체 내부에 감도는 생체 기운(임맥과 독맥을 통해 흐르는 기운) 말고도 외부의 기운 역시 '기'라고 보는 것이다.

　자연스럽게 흐름이 가동되면 기감은 체질에 따라 다양하게 느끼게 된다. 기존 선도에서 기를 느끼기 위해 연공 자세를 오래 취하여만 기운을 느낄 수 있는 것과 다르다. 기를 느껴야 공부가 진행되는 것이 아니라 흐름이 나오고 나서 체질에 따라 기감을 느낄 수도 있고 느끼지 못할 수도 있다는 것이다. 또한 의념과 호흡으로 하는 운기조식과는 다른 것이다.

　좌공부는 자연스럽게 흐름에 따라 움직임이 나오면서 불필요한 에너지를 정돈하고, 기운을 당기기도 하면서 스스로 에너지를 완전하게 하는 공부이다. 좌공부의 동작은 자발공과 유사하지만 자발공이 예측 불가능하고 잘못하면 기가 손실되는 위험이 따를 수 있으나 이 공부 체계는 손기와 같은 위험성이 적다. 단전을 강조하지 않으면서 자연기(선기라고도 한다)와 내부의 기운을 운영하는 운영장 공부인 것이다.

자연기가 충만한 곳에서 에너지의 회전력에 의해 동작이 시작됐다고 추정하며 고대에 암각화된 소용돌이 문양이 이런 흐름을 그린 것이 아닐까 짐작한다. 또한 흐름에 의해 기운으로 그림을 그리게 되니 부적을 그리는 수행 유파와도 닮아 중국 모산파를 좌공부의 시조로 보기도 한다. 그러나 외부 신의 기운으로 부적을 그리는 것이 아닌 내면의 흐름이 그림으로 표현되는 부분이기에 더 상고의 수행에 연원이 있지 않을까 한다. 좌공부의 선도 수행으로서의 특징은 아래와 같다.

## (1) 기운의 흐름

좌공부는 기운의 흐름으로 '동작'이라는 손의 움직임이 발생하고 동작을 하면서 명상에 들어간다. 이는 단전호흡이나 선도 계열의 자발동공과 유사하게 보인다.

선도계열에서는 단무(丹舞)라 하여 기운의 흐름이 춤처럼 나오거나, 자발공이라 하여 자신의 의지와 상관없이 격하게 나오는 경우가 있다. 동작의 경우, 거의 대부분이 자발공보다는 나오는 양태가 순하게 나오며, 자신의 의지로 통제가 가능하다.

　동작과 자발공의 기운적 흐름을 보면 기운이 나오는 출처가 다르다. 동작이 발생될 때 기운의 흐름은 단전 하나의 센터에서 시작되는 것이 아닌, 에너지장 자체의 회전에서 비롯된다. 자발공이 특정센터에서 시작된 기운이 기경팔맥 경락을 따라 흐르면서 막혀 있는 에너지적 블럭(block)을 뚫고 나오는 것이라면, 동작은 장(field) 회전하면서 나오는 장운용에 가까운 것이다. 경우에 따라 동작도 막혀 있는 몸의 부위에 손이 자동으로 가기도 하나 기본적으로 자발공과 양태가 다르다.

　이러한 차이가 있으나 기운의 흐름을 타는 모습을 보인다는 측면에서 좌공부와 선도 수행이 뿌리가 닿아 있다고 본다. 좌공부의 시작을 찾아보면 선도와 그 뿌리가 닿아 있는 것처럼 보인다.


　좌공부를 하게 되면 울주군에 있는 '천전리 각석'이라는 곳으로 기운영(좌공부에서 말하는 수행)을 가게 되는데, 이곳은 산태극과 수태극이 어울려진 곳으로 기운의 회오리침이 강한 곳이라서(자연기(仙氣)가 강한 곳) 좌공부 수행자들이 수행하기 좋은 곳이다. 천전리 각석은 천전리에 있는 암벽에 고대인들이 문양을 새겼다는 의미인데(새길각刻, 돌석石) 여러 형태의 회전 문양이 있다. 선사인들이 자연기가 회오리치는 곳에서 우연히 자연스러운 흐름이

나와 지금의 동작과 유사한 흐름이 발생했다고 보이고, 그러한 회전파를 돌에 새겼다고 본다.

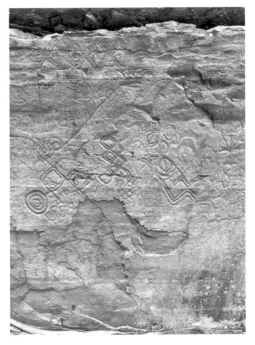

천전리 각석

고대의 선도는 지금의 단전호흡 위주로 된 선도와는 다를 것이라 짐작하고, 좌공부의 연원이 선도와 유사한 시작점에서 출발했다고 비정(比定)한다면 좌공부를 통해 고대 선도와 유사한 성취를 할 수 있을 것이다.

## (2) 도안과 문자사용

선도는 좌도방(左道房)과 우도방(右道房)이 있다. 좌도방은 부적, 주문, 차력술을 통해 도를 이루기 위한 수행 계열이고, 우도방은 정심(正心)으로 내면을 고요히 하고 기공 수련을 통해 도를 이루기 위한 수행 계열이다. 우도방은 단전호흡과 기공 수련을 위주로 하고, 좌도방은 신의 힘을 빌린 주문 수련이나 부적 수련으로 수행을 진행한다고 한다. 좌공부는 동작이라는 행위만 보면 우도방처럼 보이나 회로를 하는 모습을 보면 좌도방으로 착각할 수 있다.

그러나 회로 수행은 신이 응하는 시간을 맞추고, 주문을 외워 입정에 들어가면서 하는 부적 수행과는 다르게 기운적 연원이 신이 아니라 내면의 흐름에 기반을 두고 있어 부적술과 차이가 있다. 기운의 흐름에 의해 그려진다고 다 같은 외부의 기운 – 신의 기운이 응해 그려지는 것이 아니라는 말이다.

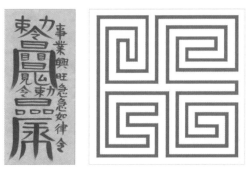

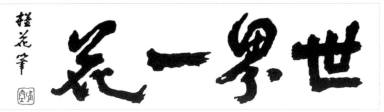

부적, 화엄법계일승도, 선필

위의 사진들처럼 부적, 화엄법계일승도, 선필 등은(순서대로) 모두 해당 수행(부적술, 불교 수행)을 오래 한 힘으로 그린 것이나 회로와 비교했을 때 그림으로 표현된 공통점만 있을 뿐 표현의 양태와 담긴 기운이 다르다.

좌공부의 초기 형태는 선도와 비슷했을 것이라 보는데, 선도와 좌공부가 별개로 계속 진화, 변형, 세분화되면서 그 모습이 많이 달라졌을 것이라 본다.

## (3) 물품의 활용

좌공부에서는 원석이나 금강저 같은 기물을 잡고 동작을 한다. 이때 사용하는 것들을 비품이라 한다. 비품의 정보와 기운을 함께 운영하는 것이다.

기공 수행 유파는 소주천, 대주천, 임맥과 독맥 같은 생체 기운의 흐름에 집중하는 곳이 대부분이라 물건을 기공 수행에 사용하는 일은 드물다. 모산파의 경우 부적과 목검, 기타의 도구가 방술(方術)로서 쓰는 경우도 있지만, 좌공부처럼 동작으로 내공을 늘리기 위한 도구로 사용하지는 않는다.

이처럼 선도에서 물건을 이용해 수행했다는 기록은 많지 않지만 대중 기층 민속에서는 고대 선도인들이 법구, 법기와 같은 것으로 도술을 행했다는 내용이 여럿 전해진다. 이를 취합하여 정리한 것이 소설 '봉신연의'와 '서유기'다.

소설에서 신선과 신들이 쓰는 영기(靈氣)가 깃든 물건, 법보(法寶)를 사용하는 모습이 많이 등장하는데 이를 접한 사람들은 법보를 신비하게 여겼다. 소설이지만 민중 사이에서 전해 내려오던 구전 설화와 도방에서 내려오던 이야기들을 각색한 것이라 완전히 무시할 것은 아니다. 이것을 통해 수행 능력의 증장을 꾀했던 고대 선도의 모습을 짐작할 수 있으며 이는 좌공부의 비품 운영과 닮아있다. 이는 이 책에서 제시할 내정보화주 수행에 시사점을 준다.


## (4) 특수 기공으로서의 좌공부

좌공부는 흐름 위주의 동작과 그림을 그리는 회로 수행을 하면서 에너지체의 정렬, 보완, 충당, 재정립에 더불어 부정한 에너지의 재편성까지 가능한 특이한 기공에 속한다. 중국의 특이공능, 고층차 기공의 범주에 속한다고 할 수 있다.

좌공부가 선도 수행과 여러 가지 면모에서 유사한 점이 있으나 대비되는 측면 역시 가진다. 좌공부는 몸의 생체적 기운에 집중하는 수행이 아니다. 몸의 특정센터, 단전이나 명문 등의 혈자리를 중시하지 않는다. 자발공이 비정형적이고 예측 불가능하여 잘못하면 기가 손실되는 위험 가능성이 있는 것에 반해, 좌공부의 동작은 손기의 위험성이 적다. 좌공부는 자연기나 사물의 기운, 내면의 본성적 흐름 등을 '기운'으로 보고 이를 운영하는 것에 특화되어 있다. 중국 모산파를 좌공부의 시초로 보는 관점도 있지만 내면적 흐름이 움직임(무드라, mudra)으로 나오는 특성으로 보면 좀 더 고대적인 선도가 아닐까 한다.

이러한 특성을 기반으로 이 책에서는 선도 수행이 목적하는 양신출태, 본성합일, 에너지체의 빛화 등을 이루고자 특수한 기공인 내정보화주 내전기륜화 수행을 제시하고자 한다.

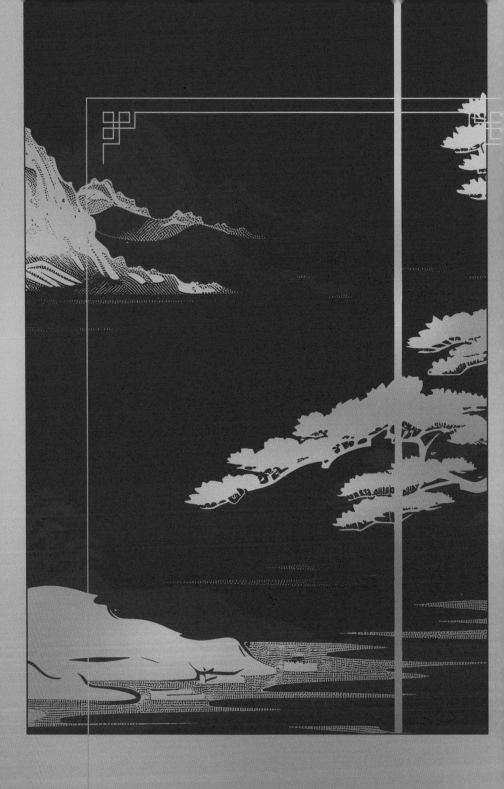

2장

내정보화주
수행에 대해

# 01
## 내정보화주 수행이란?

선도 수행이라 함은 단전호흡이 대표적이다. 일반적으로 선도
는 이를 지칭한다. 그러나 선도의 선(仙)을 신선의 의미로, 선도가
신선이 되기 위한 연마라고 정의하면 선도의 유파를 넓게 보는 것
이 가능해진다. 도가 계열로 보자면 육체를 단련하면서 기공 위주
로 수행하는 내단학(內丹學) 계열, 부적을 통해 수행하는 계열(모
산파), 주문을 통해 수행하는 계열 등으로 선도라 보는 것도 가능
한 것이다.

내단학 계열 중 한국에서 많이 행해지는 선도 수행은 정을 기
로 바꾸고, 기를 신으로 바꾸어 양신출태하여 합도(合道, 도에 합
해짐)하는 수행이다. 이를 위해서 정을 누출하지 않으면서 섭생에
신경을 쓰고, 힘든 연공자세를 취하고, 기운을 운기조식으로 돌
리는 어려운 과정들을 밟아야 한다.

이러한 어려움이 있기에 좌공부의 간편한 방식으로 선도 수행
이 목적하는 바를 이룰 수 있지 않을까 연구하였다. 이를 위해 단
전의 구조를 미시적으로 보아 부계 카르마를 뜻하는 백정막(태백
천제의 에너지), 모계 카르마를 뜻하는 적정막(곤륜성모의 에너지)를

확인 후, 이 에너지를 각각 받아 특수한 절차를 밟아 단전의 모범적인 형태 내정보화주를 생성시킨다. 이를 내정보화주 입문자에게 전수하여 단전에 일치시킨 다음, 이를 기반으로 수행하는 것이 내정보화주 수행이다.

단전에서 내정보화주를 꺼낸 다음, 이를 몸 주변의 기장으로 관하고, 동작하여 기장을 운영시킨 다음, 수공(收功)하여 내정보화주를 단전으로 되돌린다. 이는 연정화기의 방식으로 정을 누적하여 기로 바꾸는 기존의 전통적 수행 방법이 아니라, 기를 통해 정의 에너지를 일부 누적하면서 기를 강하게 하고 맑게 하는 것이다. 동작으로 연정화기 - 연기화신의 과정을 대체할 수 있게 한 것이다.

# 02
# 회전력 수행을 접목

좌공부를 처음 시작 시 선임자가 동작을 유도하게 되는데, 이는 상대방의 에너지장을 활성화하여 본연의 흐름이 손끝에서 표출되게 하는 것이다. 동작을 하게 되면 에너지장의 회전 에너지가 강해지며, 회전 에너지가 강해지면 기운을 가져올 수 있는 힘이 강해지고, 기운을 운영할 수 있는 역량 역시 강해진다. 거대한 태풍이 규모가 작은 저기압을 가져올 수 있듯이 운영의 능력이 커지면 기운 조정을 쉽게 할 수 있게 된다.

동작에 회전 에너지가 붙어 수행하게 되는 회로 역시 볼펜의 볼이 회전하며 만들어지는 회전력으로 그린다. 회로를 하게 되면 에너지장 역시 의식의 초점(회로 하는 나)대로 회전 에너지가 강해지게 된다.

인간의 내단(內丹)을 비롯하여 인간의 영적 기관들(대표적으로 상단전, 중단전, 하단전과 인도식 분류인 차크라들)은 파동으로 이루어져 있는데, 이는 회전 파동이다. 물질계의 모든 것은 미세한 세계로 갈수록 회전파로 이루어져 있어, 회전력이야말로 존재의 가장 본질적 측면이라 할 수 있다.

내밀한 심파동이 좌공부 동작의 시작인 만큼 이 심파동을 단전의 영역에서 구현하여 단전의 기운을 순화시키면서 기운을 바르게 구축할 수 있는 부분을 내정보화주 수행에서 시도하려는 것이다.

## 03

# 여러 층차의 미세신 제도 − 선도 18층 수행

선도는 다음과 같이 진행된다. 연정화기 하여 정을 기로 바꾸고, 연기화신 하여 기를 더욱 밝게 하여 신으로 변화하고 이 신이 더욱 밝아지고 도에 수순하여 허로 돌아간다.

### 연정화기 燃精化氣

- 정(精)을 기(氣)로 바꾼다는 것으로 금욕 생활을 하면서 모아진 정(精)을 보다 높은 차원의 에너지인 기(氣)를 바꾸는 것이다. 이를 위해 선도에서는 축기(기운을 모음), 운기(기운을 유통시킴)를 많이 하여 정을 모아 기화(氣化) 시키는 작업을 한다.
- 하단전에서 정이 모아지고, 중단전에서 기로 화한다.

### 연기화신 燃氣化神

- 기운은 중단전에서 보다 맑고 정순하며 밝은 기운으로 전환된다. 기(氣)가 신(神)으로 되는 과정이며, 정묘한 몸을 성취하여 도에 이르기 위한 준비를 한다.
- 양신출태의 과정이다. 정묘한 에너지의 몸을 이루는 것이다.
- 기가 신으로 전환되는 과정은 상단전에서 진행된다.

**연신환허 燃神還虛**

• 신(神)이 허(虛)로 돌아가 도에 이르는 과정이다.


여기서는 좌공부의 심파동을 육체의 내단(단전)의 차원에서 구현하여 연정화기를 대체할 수 있게 하며, 주파수의 층차를 올려 연기화신의 과정을 밟고, 선도 18층에 단계적으로 올라 합도(合道)의 과정을 이룰 수 있게 도와준다.

# 04
# 정보장 운영

단전호흡의 체계를 보면 정을 모으고, 모아진 정이 기로 변화하면서 대주천과 소주천을 완성하는 과정을 겪는다. 이 기는 자신 내부의 기이며, 생체적 기운이다. 그러나 기의 층은 물건의 기, 이름의 기, 식물의 기, 대지의 기 등 생체기운과 다소 거리가 있는 기운들도 있는바, 이러한 기운들과 교감할 수 있는 수행체계는 다소 사파적인 것으로 간주되었다.

그러나 동작으로 하는 공부인 좌공부는 형태는 기공과 유사하면서도 인체 내부의 기운뿐 아니라, 지명과의 기운영이나 자연물과의 기운영 등을 통해 특정 물건(비품이라 함)이나 장소(기운영이라 함)나 인체가 아닌 자연물과의 대사를 통해 자신의 에너지 스펙트럼을 넓힐 수 있다.

이러한 정보장 운영의 측면에서 좌공부로 하는 선도 수행 즉 내정보화주 수행은 에너지 대사를 통해 선도 18층의 정보와 기운 대사를 통해 공력의 증장을 꾀할 수 있는 것이다.

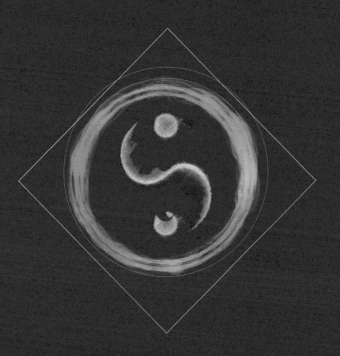

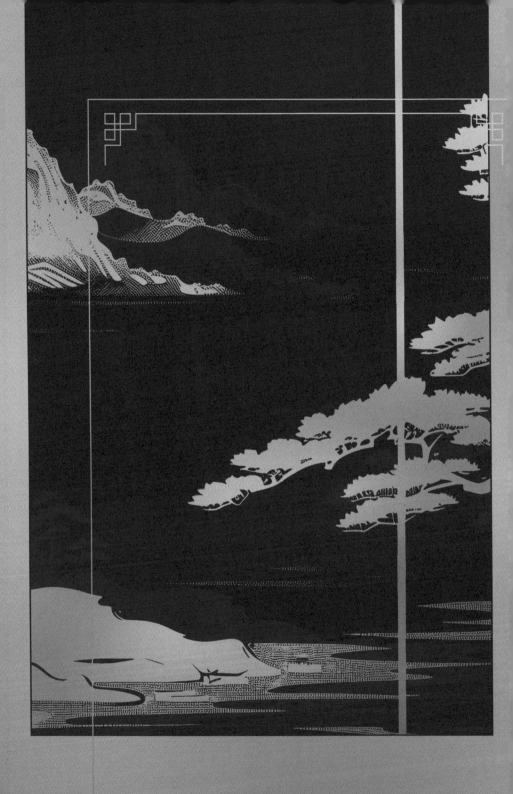

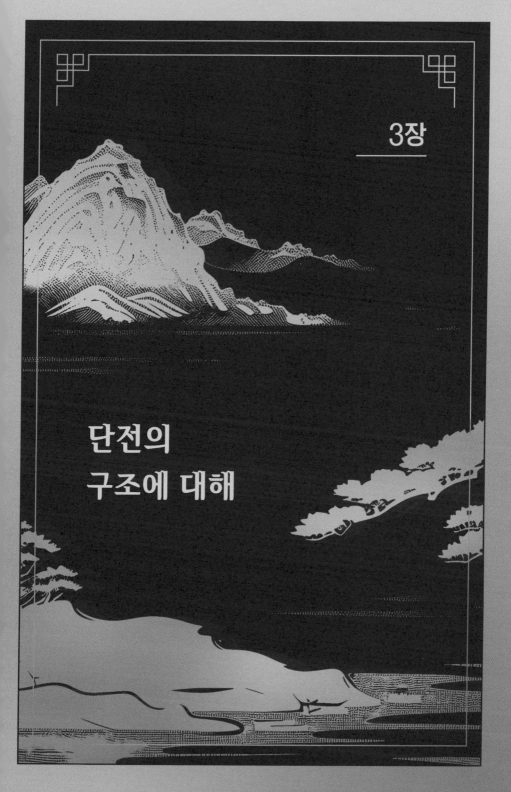

3장

단전의
구조에 대해

# 단전의 구조를 영기장 체크의 방식으로 모델링화

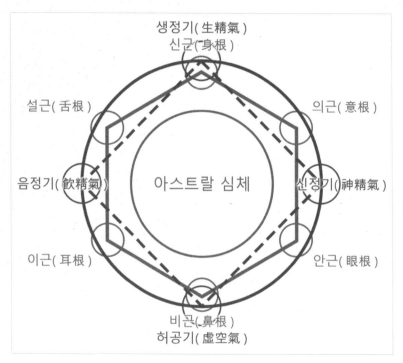

생정기( 生精氣 )
신근( 身根 )

설근( 舌根 )

의근( 意根 )

음정기( 飮精氣 )

아스트랄 심체

신정기( 神精氣 )

이근( 耳根 )

안근( 眼根 )

비근( 鼻根 )
허공기( 虛空氣 )

단전의 바깥 부분

위 그림은 단전을 선도, 대승불교, 티베트 밀교의 주파수로 살펴 확인한 것이다. 영기장의 기법으로 스캔한 것으로 실제 단전의 모양을 위의 그림과 같다고 단정할 수 없다. 단전은 에너지체이기 때문에 3차원적으로 물질적 시각으로는 파악이 불가능하다. 그러나 인식과 이해의 범주에서 시각화한 것으로 단전에 대한 이해를 돕고자 한다.

사각형의 점선으로 된 부분은 4정기(四精氣)라 한다. 단전의 바깥 부분을 이루는 요소들을 형상화한 것이다.

음정기와 생정기와 허공기와 신정기는 인간의 기를 여러 측면에서 바라본 것이다. 실제로 기운들이 동서남북으로 배치된 것이 아님을 알아야 한다.

1. 음정기(飮精氣)는 음식으로 보충되는 기운, 기관으로는 위, 대장, 소장과 같은 소화기를 뜻한다.
2. 생정기(生精氣)는 선천기에 해당되는 생명 에너지 자체, 기관으로는 심장과 신장을 뜻한다.
3. 허공기(虛空氣)는 공기와 매칭되는 에너지, 기관으로는 폐, 비강, 후두를 뜻한다.
4. 신정기(神精氣)는 외부와 교류하는 기운, 신정기를 통해서 정신구조가 성립 가능, 기관으로는 뇌와 신경계를 의미한다.

1. 음정기가 없으면 인간은 육체 활동의 연료를 보강할 수 없으며

2. 생정기가 없으면 인간은 연료를 태울 수 없고(심장의 화기) 순환시킬 수도 없으며(신장의 수기),

3. 허공기가 없으면 연료를 고차적 정신 능력의 연료로 충당할 수 없으며

4. 신정기가 없으면 인간은 정신 능력이 없는 동물 수준이 된다.


단전의 안 껍질에는 에테르체의 수용체들이 있다. 6개로 분류되는데, 설근(舌根), 이근(耳根), 비근(鼻根), 안근(眼根), 의근(意根), 신근(身根)의 육근이며, 이는 몸의 각 감각기관을 뜻하는 수용체 돌기이다. 단전은 생명 에너지 즉 아버지의 백보리심(정액), 어머니의 적보리심(혈, 난자)와 합쳐져 생명이 싹튼 자리라서 후손을 낳으려는 성욕의 자리이니, 설근, 이근, 비근, 안근, 의근, 신근 모두 인체의 장부라기보다는 각 감각의 수용체로 봐야 한다.

단전을 2번 차크라로 보아 감각의 수용체로 설명했으나 6번 차크라를 예로 들어 설명하면 설근은 정신적 달콤함을 추구, 이근은 사상과 논리와 신조에 대한 취사선택, 안근은 특정 사상에 취사선택하여 받아들이는 작용, 비근은 대상에 대한 특정 정신적 틀을 가지고 혐오와 쾌를 일으키는 작용, 의근은 정신적 대상에 대

한 방향성을 잡음, 신근은 특정 대상에 대한 판단을 내림(행동성을 의미)으로 볼 수 있다. 인간의 에너지 센터들의 반응적 측면을 에너지의 구조로 형상화할 수 있는 것이다.

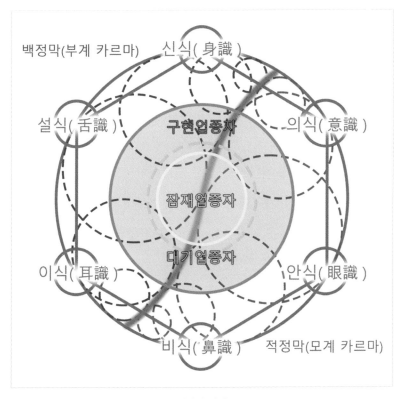

백정막(부계 카르마)　　신식( 身識 )

설식( 舌識 )　　구현업종자　　의식( 意識 )

잠재업종자

대기업종자

이식( 耳識 )　　안식( 眼識 )

비식( 鼻識 )　　적정막(모계 카르마)

단전의 심체

육근(六根)은 받아들이는 에너지 정보를 육식이라는 것으로 남기는데, 단전 심체의 육각형 모서리에 '안, 이, 비, 설, 신, 의' 여섯 개의 감각기가 배치되어 있다.

단전 심체는 **백정막**(白精膜, 부계 카르마, 정액으로부터 온 생명 에너지와 부계로 전승된 카르마)**과 적정막**(赤精膜, 모계 카르마, 어머니의 난자로부터 온 생명 에너지와 모계에서 전승된 카르마)이 **구형으로 된** 태극처럼 역동적으로 움직이는 형태이다.

그림에서 백정막은 태극의 파란색 부분, 적정막은 태극의 **빨간색** 부분이다. 적정막이 모계 에너지를 뜻하는데, 빨간색으로 한 것은 모계가 혈(血)을 의미하기 때문에 설정한 것이고, 이에 대비하여 파란색을 부계 에너지로 정한 것뿐이다. 엄밀히 말하면 백정막은 하얀색, 적정막은 빨간색인데, 내정보화주 수행을 할 때는 빨간색과 하얀색 혹은 파란색으로 내정보화주를 이미지화하지 않는다. 투명한 색이라고 본다.

금색의 부분은 영(0)코어이며, 잠재 업종자로 이번 생애에서는 발현되지 않으나 후생에 발현될 수 있는 업종자이다. 영코어 바깥에 금색으로 된 점선은 대기 업종자이며 이번 생애에서 발현될 예정이나 인연이 안되어 아직 드러나지 않은 업종자이며, 은색으로 된 부분과 은색으로 칠해진 부분은 지금 드러나 있고 활성화된 업종자이다.

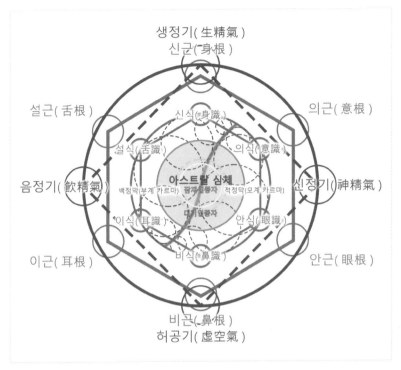

생정기( 生精氣 )
신근( 身根 )
설근( 舌根 )
의근( 意根 )
음정기( 飮精氣 )
신정기( 神精氣 )
이근( 耳根 )
안근( 眼根 )
비근( 鼻根 )
허공기( 虛空氣 )

신식( 身識 )
설식( 舌識 )
의식( 意識 )
아스트랄 심체
백정막(부계 카르마) 광자양중자 적정막(모계 카르마)
대기양중자
이식( 耳識 )
안식( 眼識 )
비식( 鼻識 )

단전의 전체 구조

## 02
# 단전의 구조로 보는 수행의 원리

정기막은 아래와 같이 구성되어 있다.

| 기운 | 장부 | 육체에서의 역할 | 관련 수행법 | 원소 |
|------|------|----------------|-------------|------|
| 음정기 | 소대장, 위장 | 음식으로 충당 | 섭생 | 지 |
| 허공기 | 폐 | 공기, 기운의 질료 | 조식법 | 풍 |
| 생정기 | 심장, 신장 | 피, 온기 | 누정을 방지 | 화 |
| 신정기 | 뇌, 신경계 | 뇌, 육체의 방향타 | 신계 수련 | 수 |

선도의 관점에서 정기막을 강화시키는 것은 다음과 같다.

| | 강화 방법 / 보강 |
|------|------------------|
| 음정기 | 섭생 |
| 허공기 | 조식법 (호흡 수련) |
| 생정기 | 사정을 하지 않음, 여성은 생리를 끊음 |
| 신정기 | 구천현녀, 옥추경, 경신수행과 같은 도교 내의 신계 수련 |

이렇게 단전 구조의 이해를 통해 선도의 수행체계인 '섭생',

50 · 선도비결 내정보화주

'누정을 막음', '조식법', '주문수행'이 필요한 이유를 알 수 있는 것이다.

4정기와 아스트랄 심체와 직접 통하는 문이 있다. 그것은 깊은 내밀한 심체 즉 백정막과 적정막으로 상징되는 부분을 원본으로 하여 생명 파동으로 점차적으로 물질화된 각 기관에 응하는 기운으로 구현되는 것처럼, 4정기의 강화로 아스트랄 심체의 게이트를 열고 들어간다는 것을 의미한다.

양신을 만든다는 것은 백정막과 적정막이 완전히 정화되어 아스트랄 심체가 청정무구해지면서 육체적 기운의 영역까지 그 주파수가 다운그레이드된다는 의미이다. 양신이 이루어지면 천계의 신선을 친견할 수 있게 되는 것이다.

정이 기로 바뀌고 기가 신으로 바뀌는 도가의 이론은 로켓 1단 로켓(정), 2단 로켓(기), 3단 로켓(신)을 만들어 우주로 쏘아 보내는 것이다. 우주에서 천계의 신선들을 친견하고 이름을 올리는 것인데, 이미 쏘아지면 그것 자체가 득도한 것이 선도의 입장인 것이다.

# 03
## 양맥과 음맥에 대하여 – 지구 시스템과 인체의 맥

선도에서는 인체 에너지 시스템을 임맥과 독맥으로 보고 있지만, 인도 요가 체계에서는 나디 – 수슘나로 본다. 수슘나는 척추를 통해 프라나(기)가 흐르는 길로 수슘나 왼쪽에 흐르는 음의 에너지를 이다, 오른쪽에 흐르는 양의 에너지를 핑갈라라고 한다. 이 두 가지 맥은 꽈배기처럼 회전하면서 각 맥륜(脈輪, 차크라)에서 모인다.

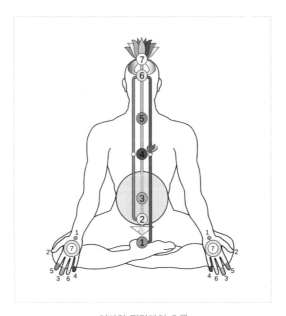

이다와 핑갈라의 흐름

위 그림은 핑갈라와 이다의 기본 개념도이다. 선도의 개념과 인도적 체계가 다르나 어느 하나가 맞거나 틀렸다는 관점으로 접근할 것이 아니라 우리에게 어떤 시사점을 주느냐로 이론에 접근할 때 의식확장이 이루어진다. 여기서 이다와 핑갈라에 대해 언급하는 것은 선도 18층의 체계가 선도 세계를 비롯하여 지구 시스템과 연관되어 있기 때문이다.

선도 18층의 세계는 문화권에 따라 다르게 표현될 뿐이지 '질서계' 담당의 신들의 세계가 동양적 집단무의식에 투사되어 신선으로 표현된 것이다.

이다와 핑갈라 맥에 대한 이해를 하기 위해 아미타불 근본인을 맺고 무량수여래근본다라니 수행을 하면서 내관(內觀)한 내용을 적는다.

인체 내의 척추 중앙대맥에는 다음과 같은 기맥들이 모여진다.

중앙대맥 양쪽에 신경돌기는 양 눈과 연결되어 있다.
왼눈과 오른눈, 밀교적 관점에서는 왼눈은 태양, 오른눈은 달에 해당된다. 인도 수슘나 체계에서 왼쪽이 음이고 오른쪽이 양이기 때문에 왼눈이 달, 오른눈이 태양이라 생각할 수 있으나, 1번 차크라에서 시작한 왼쪽 달의 기운이 6번 차크라까지 교차하여 올라가면 왼눈이 태양이 되고, 오른눈이 달이 된다.

상부맥의 이다와 핑갈라의 합일점은 미간의 6번 아즈나 차크라이다.


중앙대맥 목의 양(兩)쪽 신경돌기는 갑상샘의 양쪽과 연결되어 있다.

왼쪽과 오른쪽 갑상샘의 날개 부위, 밀교적 관점에서는 왼쪽이 화풍륜(열풍), 공풍륜(냉풍). 지구의 대기를 상징한다.

합일점은 목의 5번 비슈디 차크라이다.


중앙대맥 가슴의 양(兩) 신경돌기는 양 유두이다.

왼쪽과 오른쪽은 밀교적 관점에서는 왼쪽이 락륜(樂輪), 오른쪽이 자륜(慈輪), 지구의 모성을 의미한다.

합일점은 가슴의 4번 아나하타 차크라이다.


중앙대맥 복부의 양 신경돌기는 간, 이자로 연결된다.

왼쪽과 오른쪽의 밀교적 관점은 이자는 유륜(油輪, 지구의 석유), 오른쪽 간이 수맥륜(水脈輪, 지구의 강), 지구의 정화를 의미한다.

합일점은 복부 3번 차크라 태양신경총이다.


중앙대맥 단전의 양 신경돌기는 양쪽 신장으로 연결된다.

왼쪽과 오른쪽의 밀교적 관점은 왼쪽은 태평양, 대서양, 인도양의 난해륜(暖海輪), 오른쪽은 남극해와 북극해의 빙해륜(氷海輪). 지구의 물을 의미한다.

합일점은 배꼽 주변의 2번 차크라 스와디스타나 차크라이다.

중앙대맥 꼬리뼈 양 신경돌기는 생식기의 양쪽으로 연결된다. 남자의 경우 고환, 여성의 경우 난소이다.

왼쪽과 오른쪽의 밀교적 관점은 왼쪽은 지구의 육지 마그마, 오른쪽은 지구의 심해 마그마. 지열륜(地熱輪), 수열륜(水熱輪)이며, 지구의 열기를 의미한다.

합일점은 꼬리뼈 부근의 1번 차크라 물라다나 차크라이다.

각 차크라마다 꽃술이 모아지고 각각의 감로정이 모아진다. 인계를 가슴에 맺지만, 온몸에 인계가 맺힌다. 다중적으로 겹쳐 맺히면서 흐릭이 중첩적으로 새겨지면서 위의 내용을 알게 되었다.

인도 명상적 체계에서 인체의 에너지 시스템이 지구적으로 연결되어 있음을 알 수 있다. 인체의 각 부분은 깨달음으로 갈 수 있는 문이 되며 각 부분은 지구와 상응하고, 하나의 만다라가 되는 것이다. 이는 모든 수행체계가 제시하는 비의적인 내용이다.

같은 '진리'를 다른 무의식적 필터에 의해 걸러져 '진실'로 표현되기 때문에, 인도 요가적 이해로 인체를 바라보면 인체가 곧 지구와 상응됨을 알 수 있는 것이고, 이를 통해 곧 선도 18층에 대한 깊은 이해를 할 수 있게 되는 것이다.

내정보화주의 선도 18층 체계에서는 1층 기전문부터 9층 지선 4선까지는 인체 내부의 생리 현상과 물질 4원소와 관련이 되어 있으나 그 이후부터는 지구적, 우주적 체계로 넘어가게 된다. 인체는 지구와 연결된 소우주이다.

# 영기장으로 본 도가의 인물
# – 양신의 구조와 단전의 구조를 중심으로

## ■ 노자의 영기장

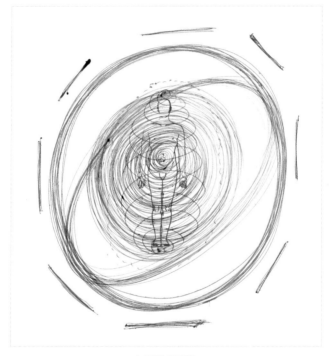

노자의 영기장

• 에너지 센터를 잡아 영기장의 형태로 차크라의 모습을 구체

적으로 그릴 수 있다. 체크해 보니 특정 에너지 센터의 역할이 두드러지기보다는 기운이 통으로 운영되는 형태이다. 존재 자체가 자연의 구현체라는 느낌을 받는다.

주역의 팔괘와 같은 것이 영기장 외곽에서 보인다. 이는 자연의 변화를 팔괘로 드러냈듯이 기장 자체가 팔괘의 의미처럼 자연의 흐름에 수순한다는 의미로 다가온다.

• 빨간색으로 그린 파동이 중심축에 위와 아래에 걸쳐 있는데, 보통의 경우 중심 라인은 척추를 기반으로 그려지나 노자의 경우에는 척추를 포함한 몸 전체가 영적 중심라인이다.

• 파란색으로 그린 코일 형태의 회전 파동은 기장 안에 가득 차 있다. 자연에 수순하는 모습이면서 개체적인 에너지장이 강하게 보인다.

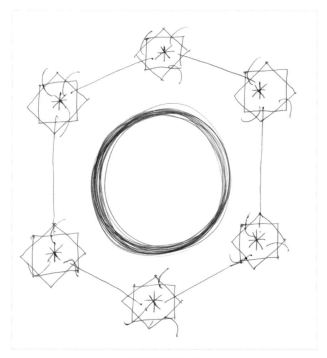

노자의 단전의 감각기

- 노자의 단전의 안이비설신의의 감각기들은 전부 팔방의 문 으로 변화했다.
- 기운 소통으로서의 문으로 작용하고, 정보 취합의 갈고리가 없어 보인다. 즉 보이는 것에 끌려다니지 않고, 들리는 것에 끌려다니지 않고, 반응은 하지만 스스로 반응에 구속되지 않 으며, 보이는 모습은 외부의 정보에 끌려다니는 것으로 보이 지만 선택에 의한 것이다. 에고의 반응이 아니라 자연의 반 응이라는 것이다.

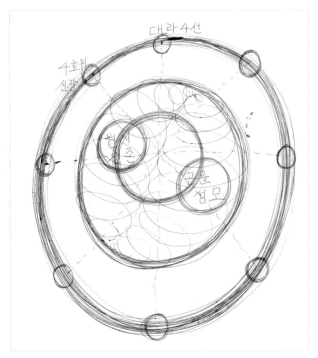

노자의 단전 부계 카르마, 모계 카르마

• 노자의 부계 카르마는 원시천존의 에너지로 대체 되었고, 노자의 모계 카르마는 곤륜성모의 에너지로 대체되어 태극으로 회전하고 있다.

• 중앙부의 에너지가 팔방으로 그 힘을 발산하는데, 십자형태의 팔방은 대라4선, 사선 방향으로는 대라천 4호위 신장으로 에너지가 발산된다.

• 대라천이라는 외부 세계가 개체적 자아의 한 몸에 구현되었

다고 보면 된다. 외부 세계나 내면의 세계나 다 심(心)의 작용으로 구현된 것이라는 밀교적, 비의적 통찰을 얻게 된다.

■ 종리권의 영기장

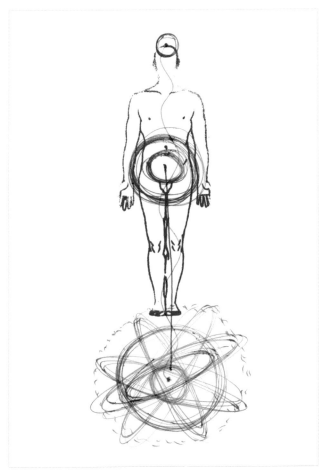

종리권의 영기장

• 에너지의 주된 흐름이 별도의 에너지체, 발 아래에 있는 에너지 형태에 집중되어 있다. 의식의 포커스(머리에 점을 찍은 것이 어느 방향으로 흐르는 체크 시 발아래의 에너지체에 집중됨.) 역시 발아래에 있는 에너지 형태에 집중되어 있다.

발아래의 에너지체는 좌공부 영기장 체계에서는 보통 사회적 소명이나 세상적 위치를 의미하는 좌(座)를 의미하나 여기서는 양신이라는 별도의 에너지체를 의미한다.

• 노자는 전체적 기장이 태극의 기장이면서 전체적 에너지로 운영되는 분이나 후대의 도사들은 에너지를 양신이라는 것에 집중하고 이에 마음이 결부되게 하여 도계에 들어가고자 한다.

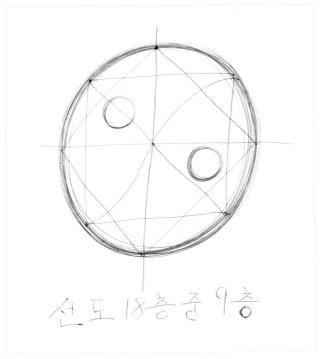

선도 18층 중 9층

종리권의 단전 영기장

• 종리권의 영기장 발 아래에 있는 운영체의 모습이다. 단전
  자체의 핵이 별도로 양신처럼 운영되고 있는데, 태극의 기장
  중 부계 카르마는 선도 18층 9층의 왕으로 대체되었고, 모계
  카르마는 9층의 왕비로 대체되었다. 선도 도계에 오른다는
  것은 백정막(부계 카르마)과 적정막(모계 카르마)가 특정 천의
  대표되는 주재자의 파동으로 대체된다는 의미이다.

## ■ 여동빈의 영기장

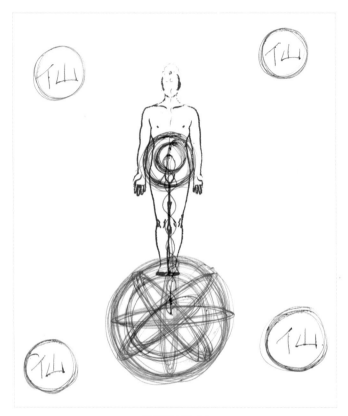

여동빈의 영기장

- 단전이 태극화되었고, 순일한 양으로 전환되었다.

- 양신과 관련된 에너지가 빛화되어 있다.

- 선(仙)이 4개가 보인다. 선계에서 파견된 보호령이라는 의미
  도 되지만, 이분의 선도 성취가 4개의 선이라는 글자로 표시
  되었다는 의미도 된다.

## ■ 장삼봉의 영기장

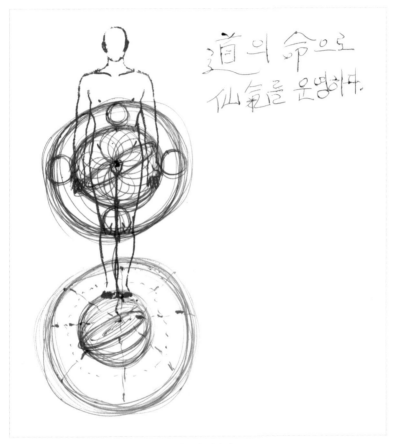

道의 命으로
仙氣를 운영하다.

장삼봉의 영기장

• 종리권, 여동빈, 조피진과 다르게 이 분은 영기장 체크 시 사
 회적 명을 갖고 활동한 분으로 짐작된다. 기술이 '道의 命으
 로 仙氣를 운영하다.'라고 나온 것으로 보아, 이 분은 선도인

들이 그러했듯 정치계의 부름에 은거했지만, 사회적으로는 선도의 뜻을 민중에게 펼치는 일을 하지 않았나 싶다.

• 단전의 기운이 생체기에 국한된 것이 아니라 영적 주파수도 들어가 있어 체크 시 좌의 형태(만다라 형태)로 단전이 체크된다. 보통 양신으로 보이는 발아래의 에너지체가 양신출태를 목적으로 생성된 '양신'이라기 보다는 좌공부에서 말하는 '좌'(사회적 위치나 영적, 사회적 소명)에 가까운 주파수이다. 앞서 말한 '도의 명으로 선기를 운영한다.'라는 기술 참조.

■ 조피진의 영기장

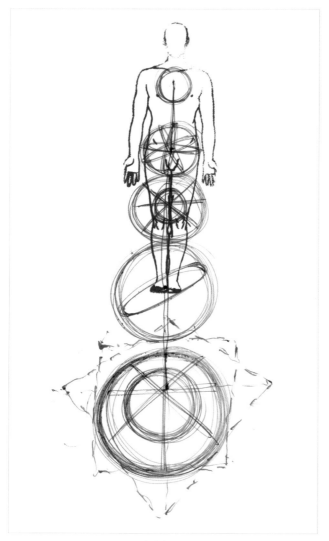

조피진의 영기장

- 몸의 제도, 몸과 직접 관련된 수행을 많이 하신 것 같다.
- 여러 층의 운영체가 몸 하단에 많이 배치된 상태에서 양신이 발아래에 위치해 있다. 조피진은 양신은 육체와 동일한 힘이 있다고 설한 바 있다.
- 도가의 성취자들을 보면 노자의 경우는 몸이 자연이라서 양신의 의미를 논할 계제가 없다고 본다. 종리권과 조피진을 보면 후대의 성취자들이 양신에 대한 이해와 개념 정립을 하여 몸 수련 및 기공 수행을 하여 에너지가 층차별로 제도화가 된 모습이 많이 보인다. 특히 조피진의 경우에는 양신을 이루기까지 여러 층의 에너지 몸의 제도를 이룬 것으로 보인다.

## 05
# 양신출태 이후의 몸, 윤회에 대한 내용

　종리권이나 여동빈과 같이 도가에서 신선으로 여겨지는 분들에 대한 영기장을 그릴 때 이분들에게 윤회는 어떻게 적용되는지에 대한 궁금함이 있었고, 이에 대한 기술을 받아 보았다. 종리권의 영기장에서는 다음과 같은 기술이 나왔다.

　'혼백은 지금도 활동. 영은 지금도 활동. 영은 길을 가나, 뜻은 선
　계의 틀로'
　'식장은 놓고, 체(體)와 본(本)은 흐르고 이는 술이 아닌 도에 수순
　한다.'

　보통 사람이 죽으면 영은 갈 길을 가고, 혼과 백은 흩어지는 것으로 알려진 것이 우리의 통념이나 도가의 성취자가 죽으면 혼백은 도가의 뜻에 따라 지구의 관리자들 그룹에 들어가고(신선이됨), 영은 자신의 업력에 의해 윤회의 길을 걷는다는 것이 위 기술의 뜻이다.

　일반인들은 혼과 백이 구심력이 없어 죽으면 인연의 법에 의해흩어지게 마련인데, 도가의 성취자들은 의식의 구성요소가 혼과

백에 남아 있어 이러한 개체적 자아는 신선으로 지구의 관리 임무를 받아 활동하는 반면, 자아의 무의식적 요소들은 윤회의 흐름에 들어가게 된다.

도가에서의 말하는 장생불사, 불로불사는 개체적 자아의 입장에서는 영생을 뜻하는 것이 맞으나 그 흐름은 자연의 흐름에 종속되는 것이니 곧 업력에 의한 윤회, 영은 흐르지만 육체가 있을 때 수행한 성취, 즉 혼백에 남겨진 정보는 선계에 남아 그 역할을 한다는 것이다.

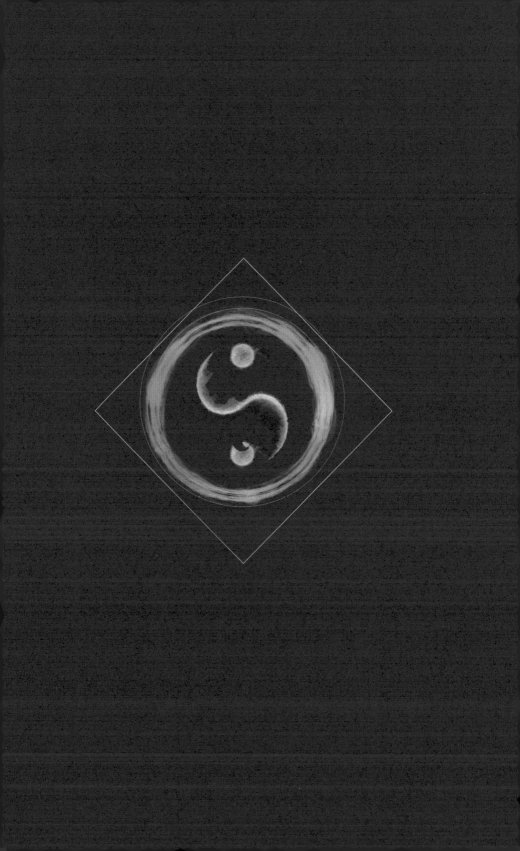

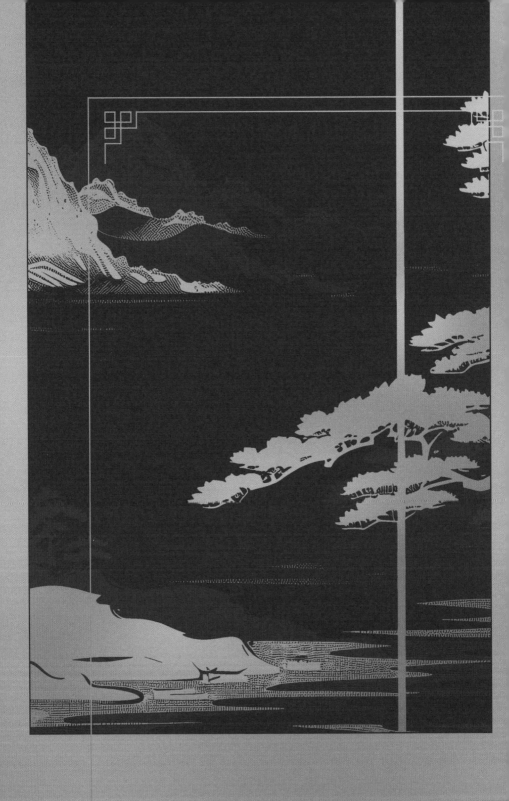

# 4장

# 내정보화주
# 생성의 비법

# 01

## 삼청 세 분의 존재와 지고의 어머니

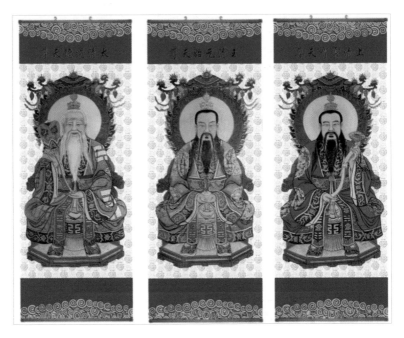

삼청이라 불리는 세 분의 지고자들, 원시천존, 영보천존, 도덕천존

### ■ 원시천존(元始天尊)

영보천존, 도덕천존과 함께 삼청으로 불리는 도교의 최고신이
다. 최고의 신이나 인격적 요소는 희미하며 도덕경에서 일컬어지

는 도(道)가 신격화된 존재다. 천지만물의 시원(始原)이자 천지만물의 생성의 시원이며, 모든 인과의 극점에 있는 존재이자 인과의 법칙 자체를 초월하여 영원히 존재한다고 일컬어지는 절대자라고 한다. 그가 살고 있는 장소는 36천(天) 가운데 최고의 천인 대라천(大羅天)의 옥경산(玉京山) 꼭대기에 있는 현도(玄都)로 여기에서 제신(諸神)을 거느리고 있다고 전한다. '상합허도군응호원시천존'이라고도 불린다고 한다.

도교의 최고의 자리를 옥황상제로 아는 분들이 많으나 사실 옥황상제는 도교의 천(天) 일부를 담당하는 분이다. 원시천존은 도 자체를 상징하기 때문에 민중이 많이 숭앙하지 않았다. 불교의 법신불과 유사한 위치라고 보면 된다.

## ■ 영보천존 태상도군(太上道君)

영보천존은 우주의 시작인 혼돈을 상징하는 신이다. 사물의 형상이 제대로 만들어져 있지 않은 상태, 또는 천지가 아직 나누어져 있지 않은 상태로 "태극"을 의미한다고 한다. 청경영보군, 삼계의왕태상도군, 태상도군이라고 불리우며, 손에 우주의 원리인 태극을 상징하는 음양경을 쥐고 있는 모습이다. 중앙에 원시천존, 왼쪽에는 태상천존(노자), 그리고 오른쪽에는 영보천존이 자리 잡고 있다.

원시천존과 대등하며 도의 태극적 측면을 드러낸 분이다. 즉
원시천존이 철학적, 추상적 의미로 드러난 분이며, 추상적 속성
때문에 민중에게 많이 알려지거나 신앙화되지 않았다.

### ■ 도덕천존 태상노군(太上老君)

도가에서 노자는 도교의 시조로서 태상노군이라고도 한다. 도
가 인간으로 화하여 도교를 창시했다고 하여 우주의 최고신 삼청
으로 보는 것이다. 이는 불교가 석가모니를 법의 화신으로 태어
나 법을 설하였다고 하여 응신불(應身佛)로 여기는 것과 같다. 도
가에서 최고의 존재로 여겨지는 분이다. 원시천존은 도의 원리의
측면에서 본 존재이며, 영보천존은 원리가 체계화되어 드러난 존
재, 도덕천존은 인간 세상에서 도를 구현해낸 존재이다.

# ■ 곤륜금오태모천선 서왕모

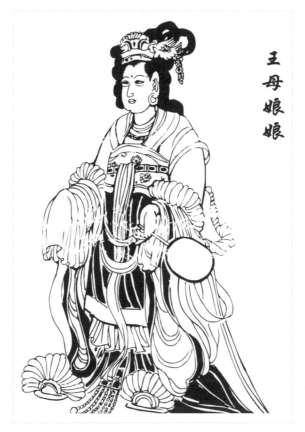

서왕모

　도교는 민중 기층신앙적 속성이 강하다. 교리가 엘리트 성직자
들에 의해 먼저 정립되고 민중에게 설파된 것이 아니라 민중들에
게 기복적으로 다가왔던 신들이 인기를 끌고, 이 신들이 종교 체
계 안으로 흡수되어 신들의 계위가 정해졌다고 보면 된다.

서왕모가 삼청과 비견될 정도의 지위인지 위계질서가 정확하진 않으나 '산해경', '장자', '포박자' 등에서 언급되는 유래가 깊은 여신이라 하겠다. 후대에 신의 성격들이 추가적으로 가미 되어 곤륜의 주인이자, 여선(女仙)들의 최고위이자, 옥황상제의 부인이라는 개념이 추가되었다.

서왕모는 먹으면 불로장생을 가져다준다는 복숭아 반도(蟠桃)라는 열매를 갖고 있고, 반도회(蟠桃會)를 열어 신선들을 초대하여 반도를 나누어 주었다고 한다.

서왕모를 삼청과 동일한 항목에 넣은 이유는 남성 에너지인 백정막은 부계의 카르마로 삼청의 기운이, 여성 에너지인 적정막은 삼청과 대비되는 여선의 최고위이신 곤륜성모 즉 곤륜의 여주인이신 서왕모를 배치함이 맞기 때문이다.

여기서는 서왕모는 곤륜의 계열(고대 한족의 도맥)과 금오의 계열(고대 동이족의 계열)로 보아 곤륜금오태모천선을 이 분의 별칭으로 본다. 우리가 보통 아는 도가는 중국에 뿌리를 두고 있지만, 많은 선배 수도자들은 선도수행은 한족과 동이에게도 같이 내려오고 있다고 말한다. 내정보화주 수행은 이러한 (古)선도의 입장에서 유추하여 구성하였다.

# 02
# 내정보화주 생성의 원리

■ 내정보화주 생성의 원리

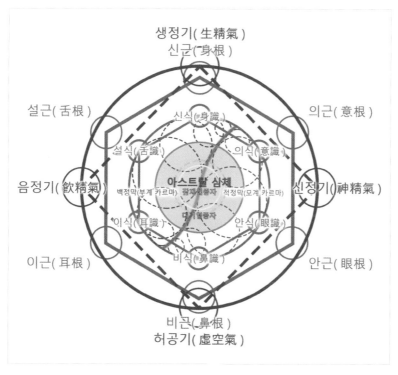

단전 구조

앞서 단전의 구조를 영기장 체크의 방식으로 모델링하였다. 이 작업을 통하여 인간 단전의 기본적인 구조를 파악해 보았는데, 실제 단전은 미세 카르마에 의한 오염 혹은 에너지체의 훼손이나 태어날 때부터의 결손과 같은 선천적 후천적 이유에 의해 가장 이상적인 단전의 구조와 많은 거리감이 있다. 이러한 제약 조건을 가진 상태에서 각자의 한계 내에서 수행하면 성취가 더딜 수밖에 없다.

내정보화주 수행은 단전의 가장 이상적인 형태를 기운적인 형성시켜, 이를 수행자에게 전수하여 단전에 일치시키는 것부터 시작한다. 수행자는 전수받은 내정보화주를 확장, 운영을 하게 된다.

내정보화주 수행을 정립하기 위해 기운의 형태로 내정보화주를 생성시켜야 했는데, 이는 백정막과 적정막의 부계 천선과 모계 천선의 힘을 융합하는 것이 핵심이었다. 그러나 남선(男仙)은 많아도 여선(女仙)의 고위 천선의 기운을 한국 내에서 찾는 것이 어려웠다.

### ■ 여성 에너지인 곤륜성모의 에너지

여선 곤륜성모의 에너지를 찾아 실제로 가서 기운영을 통해 에너지를 추출한 후 이 에너지를 통해 내정보화주를 만들 수 있다.

삼국유사에 의하면 선도산(仙桃山)의 여선(女仙)은 중국 황실의
딸로 이름은 사소(娑蘇)라 하였는데, 신선술을 수행하다가 해동
(海東)에 정착하였다고 한다. 신라의 시조 박혁거세가 알에서 태
어난 것으로 알려져 있는데, 삼국유사의 일연은 박혁거세의 탄생
기록에 작은 주석을 달아 박혁거세의 생모가 선도성모(仙桃聖母)
라고 밝히고 있다. 선도산은 경주의 산으로 신라시대 때부터 신성
시하던 산이다.

그녀의 다른 이름은 선도성모인데, 이 선도성모는 곤륜여선 서
왕모를 달리 부르는 이름이다. 경주 선도산(仙桃山)은 경주의 서
쪽에 있고, 곤륜 역시 중원의 서쪽에 있다고 비정되어 있으니 이
역시 일치하다.

이러한 사료와 유추를 통해 선도산 여선은 곤륜대선 서왕모의
후손으로 보았고, 이곳에 수행자가 가서 선도산 여선에게 고하고
에너지를 받아 적정막의 에너지로 쓰게 되었다.

다음은 선도산 성모에게 고하는 기원문이다. 이 기원문을 외고
적정막의 순수 에너지를 받았다. 이후 태백산에 가서 백정막의 순
수 에너지를 받고 나서 내정보화주를 생성하기 위한 준비를 마무

리했다.


고 선도성모 곤륜영지태보천선 곤륜금오태모천선 무극천존영태
비 곤륜대선지천제,
경주선도성모
告 仙桃聖母 崑崙靈地太寶天仙 崑崙金鰲太母天仙 無極天尊靈
太妃 崑崙大仙地天帝
(선도성모께 고합니다. 곤륜의 영험스러운 땅의 큰 보배이신 천선이시여.
곤륜과 금오의 진정한 어머니이신 천선이시여. 무극천존의 영험스러운
배우자이시여.
곤륜의 대선인으로서 땅과 하늘의 제왕이신 경주 선도성모이시여.)


서방진인 금태일 연화존 무동금강 납헌 음양주
西方眞人 金太一 蓮華尊 無動金剛 納獻 陰陽珠
(서방의 도를 닦은 밀교행자 무동금강이 음양주를 납헌 하오니)


가납 음양주 전변 내정보화주
嘉納 陰陽柱 轉變 內精寶華珠
(부디 받으시어 음양주를 내정보화주로 바꾸어주십시오.)


만선지성모 선도성모 지상자의망라 지족중생
萬仙之聖母 仙桃騂牡 地上慈意網羅 地足衆生
(모든 신선의 성모께서는 지상에 자비의 그물을 펼쳐 중생을 만족시켜주
시옵소서.)

헌공주 무동금강

獻供主 無動金剛

(무동금강 올림.)



　　경주 선도성모에게 특수한 에너지를 담은 구슬 하나를 올리면
서 이때 처리자 소속을 밝혔다. 도교의 입장에서 밀교는 서방의
법이니 서방의 도법을 수행하였고, 수행자의 신분이 초심자는 아
니라는 면에서 '진인'이라 표현한 것이다. 음양주를 올리니 천신
이 응하여 내정보화주 적정막을 뜻하는 에너지를 주었다. 이러한
에너지는 성모의 자비스러운 덕의 일환으로 내려주신 것임을 고
하고 마무리했다.

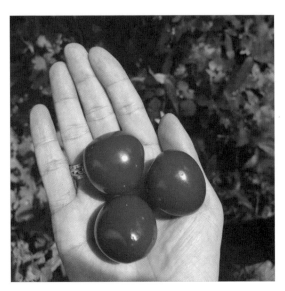

선도산에서 우연히 받은 자두 세 개

　경주 선도산 선도성모사당에서 적정막 에너지를 받을 당시 관리인에게 받은 자두 세 알이다. 기운영을 가게 되면 특정 물건을 받는다거나 영적으로 비전이 보이는 경우가 있는데, 이런 경우 기운영이 살되었다는 의미로 해석한다.

　곤륜대선 선도성모 서왕모는 선도 수행에 있어 아주 중요한 의미를 지닌다. 이 분이 주관하는 반도회(蟠桃會)는 신선에게 반도(선도의 복숭아)를 나누어주는 연회라고 전해지나 실은 신선의 불로장생을 보장하며, 신선의 등급을 결정짓는 중요한 의식에 해당된다. 반도는 단전이 여문 모습을 의미하는데 이를 복숭아로 비유

한 것이다.

## ■ 남성 에너지 태백천제의 에너지

한국에서 원시천존, 영보천존, 도덕천존의 에너지는 태백산에서 천제를 지냈던 것을 감안하여 태백산 천제단에서 받았다. 경주 선도성모와 같이 태백산의 천신은 도 자체를 의미하는 원시천존보다 후대의 신에 해당되나 실제적인 에너지를 받아야 하기에 원시천존의 후손에 해당되는 분을 찾은 것이다.

아래는 천제단에 올린 기원문이다.

고 태백천제 원시천존 영보천존 도덕천존
告 太白天帝 元始天尊 靈寶天尊 道德天尊
(태백천제로 대표되는 원시천존 영보천존 도덕천존이시여.)

서방진인 금태일 연화존 무동금강 납헌 음양주
西方眞人 金太一 蓮華尊 無動金剛 納獻 陰陽珠
(서방의 도를 닦은 수행자 금태일 연화존 무동금강이 음양주를 납헌 하오니)

가납 음양주 전변 내정보화주
嘉納 陰陽柱 轉變 內精寶華珠
(부디 받으시어 음양주를 내정보화주로 바꾸어 주소서.)

천존천제의 지상자의망라 지족중생
天尊天帝意 地上慈意網羅 地足衆生
(천존, 천제의 뜻이 지상에 자비로운 그물처럼 펼쳐져 중생을 만족시켜
주소서.)

헌공주 무동금강
獻供主 無動金剛
(무동금강 올림.)


적정막인 선도성모의 곤륜적정막과 백정막인 원시천존의 영보
백성박을 에너지의 형태로 받은 처리자는 이 두 개의 에너지가 합
쳐져 내정보화주를 생성했다. 이를 도계에 올리고 수행자에게 전
수하여 수행의 방편으로 삼게 한다. 내정보화주의 본래 이름은 태
일음양 내정보화주(太一陰陽內精寶華珠)이다.

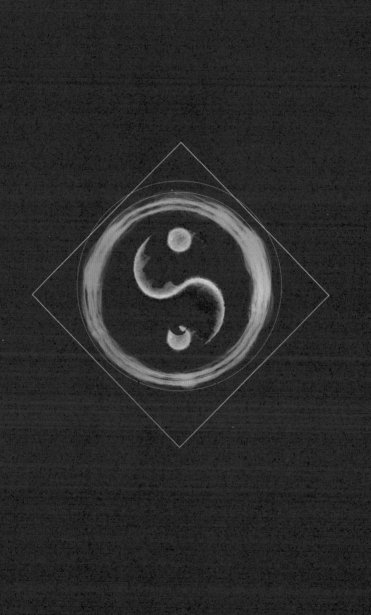

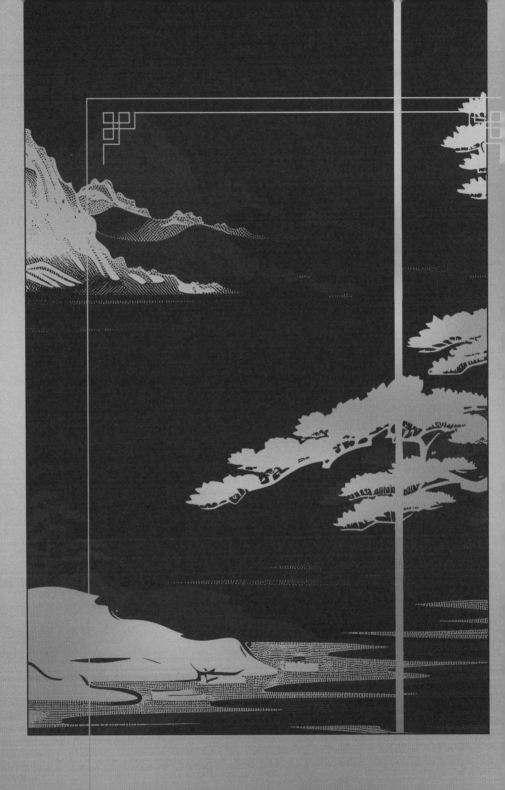

# 5장

# 내정보화주의
# 수행법

# 01
# 전수 과정과 자격 요건

내정보화주 수행은 좌공부에서 동작이 나오는 사람을 대상으로 한다. 기공에 있어 자발동공이 위험한 이유는 보호 장치 없이 기의 흐름이 카르마 영향에 의해 왜곡되게 흐르기 때문이다. 때문에 미세신(微細身)의 정화, 기운의 정리정돈이 필요한데, 여러 수행체계가 도움이 되겠으나 내정보화주 수행이 좌공부 기반의 수행이다 보니 좌공부의 정화 기법인 사무처리로 정화가 필요하다.

기경팔맥에 끼어 있는 카르마의 블럭, 빙결된 에너지들, 외부적 에너지에 취약한 것을 방치한 상태에서는 순일한 성취가 어렵기 때문에 상당 기간 정화법을 해야 한다. 좌공부의 수행체계는 순일한 흐름이 동작으로 나오고 수행기간 동안 사무처리라고 하는 정화 처리를 받으면서 사무처리와 동시에 명입력이라 하는 특수한 형태장 바로잡기를 지속적으로 받는다. 이러한 과정 없이 내정보화주를 전수받는 것은 어떠한 일이 발생할지 모르는 일이니 의욕만 앞서 절차 없이 임의대로 하는 일이 없도록 해야 한다.

좌공부를 오래 수행하신 분들(좌명이라 하여 수행의 이름을 받은

이)을 대상으로 하여 내정보화주를 전수한다.

1. 전수자는 정좌한 내정보화주 수련자에게 팔엽연화인을 맺게
   한다.

2. 내정보화주 수련자(앞으로 수행자라고 칭함.)는 팔엽연화인을
   가슴에 맺고 심장이 연화로 변화하고, 상단전과 하단전 역
   시 연화로 변화하였음을 관한다.

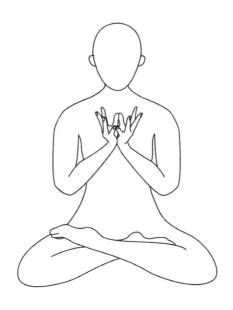

팔엽연화인을 맺은 수행자

3. 전수자는 아래의 주문을 외우면서 내정보화주(투명한 태극의 구)가 하늘에서 내려오면서 수련자의 상단전 연화에 들어가고 심장의 연화로 내려오고 나서 하단전의 연화에 안착됨을 관한다.

**주문**

《천계지계인계 합일천주 태일음양주 내정보화주 급급여율령》

4. 하단전에 안착되는 내정보화주는 수행자의 단전에 입혀지고 이것이 수행자의 태일음양 내정보화주 단전인 것이다.

## 02
# 내정보화주 발공법 1단계

《천계지계인계 합일천주 태일음양주 내정보화주 급급여율령》

1. 위 발공진언을 한번 외운다. 정좌하고 손을 선정인으로 맺고
   배꼽 근처에 둔다.

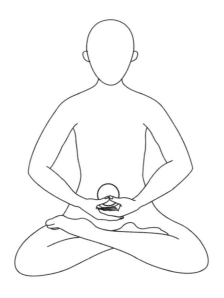

선정인 안에 맺혀지는 구

2. 선정인 중앙에 단전의 장(파동으로 이루어진 구)이 회오리치면
서 맺힘을 관한다. 맺혀진 구형의 에너지장이 내 몸 크기까
지 펼쳐짐을 관하고 동작한다.

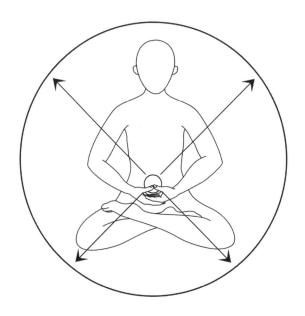

좌정한 인체 주변에 장이 서리는 형태

3. 장이 인체 주변에 둥그런 구로 펼쳐진 상태에서 동작을 하
면 기운이 자동으로 구의 형태에 모이게 된다. 이때 절대로
의념(意念)을 써서 기운을 의도적으로 모은다거나 당긴다고
생각해서는 안 된다. 동작은 생명의 흐름이고, 이 생명의 흐

름이 단전이 몸 주변에 기장화가 된 구를 중심으로 자동으로 흐르는 것이니, 기운을 모은다는 생각은 오히려 수행의 순일한 성취에 방해된다.

4. 기장을 몸 주변에 구 형태로 관하고 동작을 하고 점차적으로 구를 확장시키면서 동작을 한다. 전 우주까지 확장시켜 보다가 충만해졌다 싶으면 아주 천천히 기장이 작게 모아 기운을 거둬들인다.

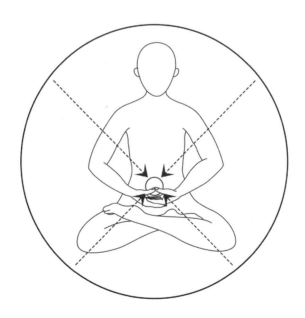

내정보화주를 수공하는 모습

5. 동작하던 손을 선정인으로 맺으면서 작아진 기장이 단전이 되었다고 생각하고 하단전에 내정보화주를 넣은 후 선정인을 풀면서 마무리한다.

내정보화주 발공법은 기장을 확장시켜 동작으로 기운을 운용하면서 기가 정으로 전환되기도 하고, 기장 자체가 강해지는 효과가 있다. 기가 정으로 전환된다고 함은 건강상의 이점이 있다는 것으로 활력이 난다는 의미이기도 하다. 그러나 내정보화주가 일반적인 단전 호흡이 아니고 체력을 요하는 연공자세로 행하는 게 아니다 보니, 건강에 초점이 있는 수행은 아니다. 그러나 실제 수행해보면 신체 활력과 무관하다고 할 수 없는 효과를 본 수행자들이 많았다.

여기서 기운을 운용한다는 말의 의미가 기운을 모은다거나 기운을 특정 경락에 이동시켜서 운행한다는 의미는 아니다. 동작을 하면 기운이 필요 적소에 가게 되고, 스스로 완전하게 하는 기운을 당겨서 조달하게 되거나 기운을 풀어 내리는 동작을 하게 된다. 좌공부의 동작과 개념적으로 일치하나, 내정보화주 수행은 단전의 원형적 에너지를 확장시켜 기장이 기운을 운용하여 단전의 에너지를 완성하는 것이다.

이는 기존 선도수행의 연정화기에 해당한다. 하지만 정을 농밀하게 누적하면서 이를 기로 바꾸는 것이 아니라, 기를 정으로 일부 바꾸면서 기장을 강하게 만드는 것이다.

# 03
## 내정보화주 발공법 2단계

내정보화주 1단계를 6개월 이상 수행하면 2단계로 나아갈 수 있다.

《천계지계인계 합일천주 태일음양주 내정보화주 급급여율령》

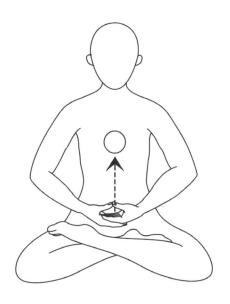

내정보화주 가슴으로 이동

1. 발공 진언을 한번 외우고, 내정보화주 1단계를 하지만 동작
   은 하지 않는다.
   선정인을 맺고 내정보화주가 선정인 안에 회오리침을 관하
   고 내정보화주가 가슴으로 이동함을 관한다.

2. 선정인을 맺은 손을 팔엽연화인으로 바꾸면서 가슴 중단전
   에 위치시킨다. 내정보화주가 가슴으로 이동해서 둥그런 기
   장으로 확장된다.

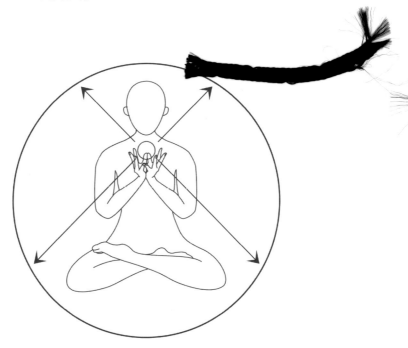

내정보화주가 가슴에서 둥그런 기장으로 변함

3. 기장 안에서 동작하며 아래의 문구를 외운다.

'내정보화주는 내 마음과 의식이로다.'

4. 기장을 몸 주변에 구 형태로 관하고 동작을 하고 점차적으로 구를 확장시키면서 동작한다. 전 우주까지 확장하다가 충만해졌다 싶으면 아주 천천히 기장을 작게 모아 팔엽연화인 안에 내정보화주를 안에 넣는다. 팔엽연화인을 맺은 손을 선정인으로 바꾸고, 내정보화주를 다시 단전에 안착시키면서 마무리한다.

내정보화주 2단계는 내정보화주가 가슴으로 이동하여 이를 중심으로 기장이 형성되고 이 기장 안에서 동작하는 것이다. 선도수행의 연기화신에 해당된다. 기가 중단전에서 맑아지면서 주파수가 올라가면서 신(神)의 기운으로 바뀌는 과정을 연기화신이라 하는데, 이 과정을 내정보화주 2단계에서 하는 것이다.

내정보화주 2단계 수행 기간은 3개월로 한다.

## 04
# 내정보화주 발공법 3단계

내정보화주 3단계는 발공 진언을 외우고 팔엽연화인을 가슴에 맺는 2단계부터 시작한다. 내정보화주 3단계를 하기 위해서는 선임자에게 선도 18층에 입도(入道)하기 위한 처리를 받아야 한다. 입도하는 것은 비공개이며, 후술하는 절차는 입도 후 실제로 내정보화주 18층을 하는 수행법이다.

《천계지계인계 합일천주 태일음양주 내정보화주 급급여율령》

위 발공 진언을 한번 외운다.

1. 팔엽연화인을 가슴에 맺고 내정보화주가 손안에 형성된다. 아래의 문구를 외운다.

'내정보화주는 내 마음과 의식과 영이로다.'

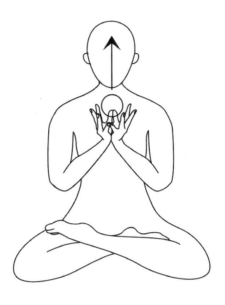

내정보화주가 가슴에서 형성되어 머리로 이동

2. 내정보화주가 머리 위로 이동하면서 정수리에 연꽃이 피어
   나고 기운체가 위로 올라간다.

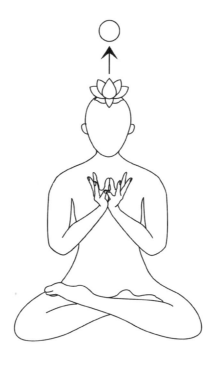

내정보화주가 선도 18층에 진입하는 모습

3. 내정보화주 18층 중 1층이 보이고, 1층의 이름이 현판에 걸린 있는 문을 통과한다. 1층에 들어갔다고 여기고 동작한다.

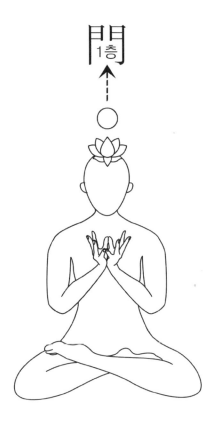

내정보화주가 선도 18층의 각 층을 이동하는 모습

4. 내정보화주 3단계부터는 7일 동안 한 층씩 수행한다. 18층 을 완성하려면 18주를 해야 한다는 뜻이다. 쉼 없이 7일을 이어 나가야 하며, 하루라도 빠질 경우 다시 처음으로 돌아 가야 한다.

5. 선도 18층 수행을 하다 보면 특정 층에서 특정한 경계에 올 것인데, 꿈이나 느낌으로 현시하는 경우가 있을 것이다.
   책의 후반부에 나오는 선도 18층은 일종의 선계 여행기에 해당될 것이나 18층 수행을 할 때 이미지화를 하여 일부러 선도 여행을 하려고 해서는 안 된다. 순일하게 수행하다 보 면 특정 징험이 있을 것이다.

내정보화주 3단계에 대해 다음과 같이 요약한다.

1. 1단계와 2단계는 내정보화주를 전수받으면 혼자서 수행할 수 있으나 3단계는 선도 18층과 관련된 허가를 별도로 선임 자에게 받고 수행한다.

2. 내정보화주 2단계에 '의식과 마음이다.'라고 선언하는 것은 내정보화주에 의식을 입히는 것이다. 또한 3단계에 '내정보 화주는 내 마음과 의식과 영이로다.'라고 언급한 것은 내정

보화주가 내가 만든 기운체가 아니라 기운체가 곧 나라고 인식해서 기운체로 선도 18층의 효율적 대사를 하게 만드는 것이다.

즉 내정보화주 3단계는 선도 18층에 내정보화주를 이동하여 동작하며 기운을 자기화하는 수행이다. 내정보화주에 마음과 의식과 영을 입혀 이것이 양신처럼 이동하여 눈으로 볼 수 있게 하는 것이다.

3. 1층부터 18층까지 할 때 각 층마다 7일 동안의 시간이 걸리며 할 때마다 특정 이미지를 보려고 노력할 필요는 없다. 다만 각 층의 이름이 현판에 걸려 있는 대문을 관하고 그 이후 순일하게 동작에 맡긴다.

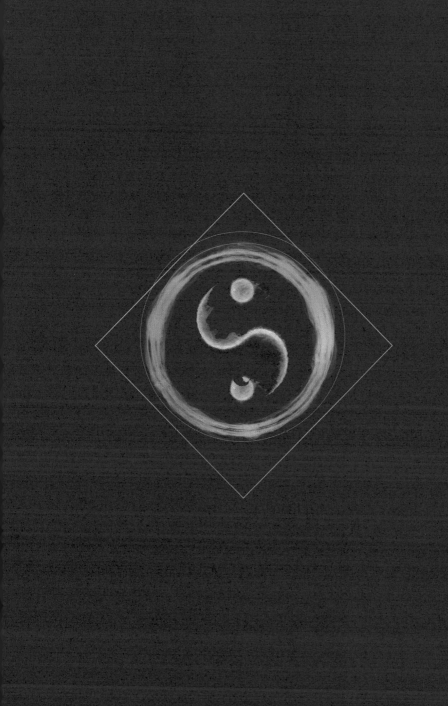

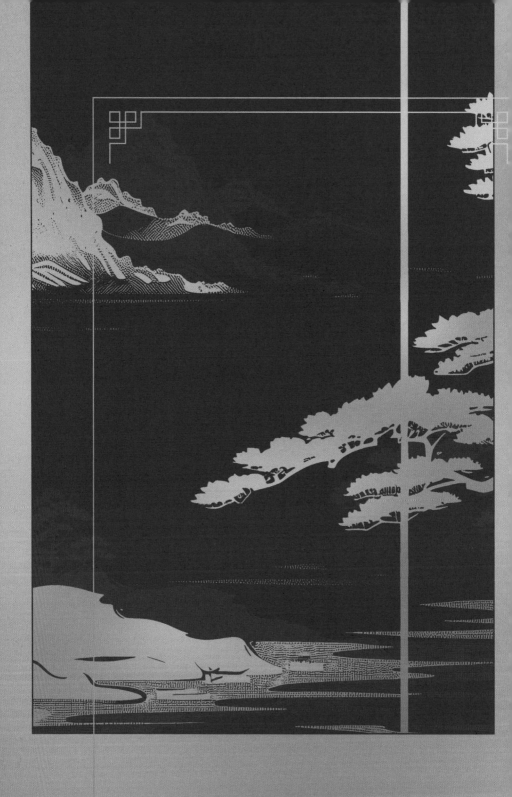

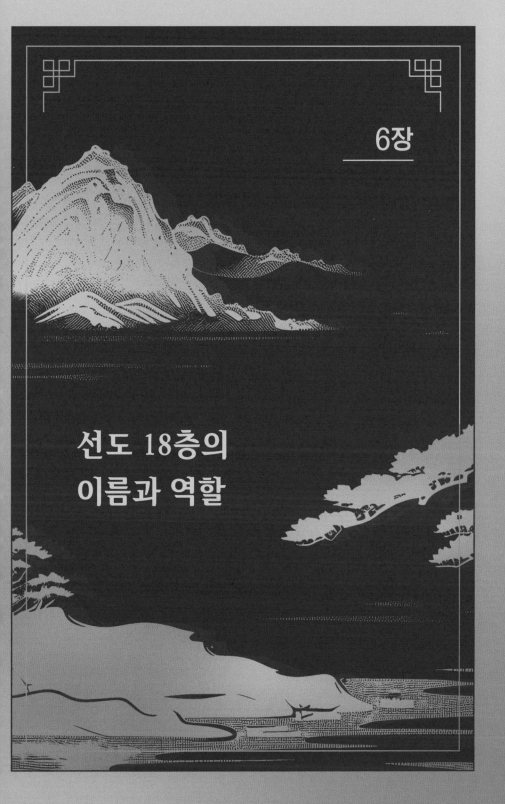

6장

선도 18층의
이름과 역할

# 01
# 선도 18층의 이름과 역할에 대해

선도 내정보화주의 이유 : 선도 18층의 내전기륜화(內電氣輪化)
이다. 선도 18층의 에너지를 단전 및 에너지장에 체화하는 것이
다. 1층부터 8층까지는 내 몸과 관련된 선인(仙人)의 세계이며, 9
층은 몸 차원의 의식이 완비되어 선도의 지극히 높은 어르신들을
뵐 수 있는 준비를 하는 것이다.

1층  기전문(氣電門) − 생체 전기와 관련된 파동과 관련된 세계

2층  전풍문(電風門) − 생체 전기와 생명 에너지가 결합된 세계

3층  화진풍문(火盡風門) − 불기운의 세계, 체온과 관련된 세계

4층  염화전풍문(炎火電風門) − 뜨거운 불기운의 세계, 단전과
관련된 세계

5층  온염화기문(溫炎火氣門) − 온화한 불기운의 세계, 단전의
내부와 관련된 세계

6층  염정수기문(斂精水氣門) − 자아가 몸의 구속에서 벗어날
수 있는 세계

7층  수천정기류문(水泉井氣流門) − 에너지축과 관련된 세계,
지구 중심선과도 연관이 있음

8층   월도문(月道門) – 달을 건너는 세계, 이세계(異世界)로 갈
      수 있는 육체적, 기운적 조건을 갖춤, 유체이탈의 경지


9층   지선(地仙) 4선(四仙) / 원소계 4선(四仙)


열화천문(熱火天門) – 불 원소의 세계, 화염선(火焰仙)의 세계
폭류천문(瀑流天門) – 물 원소의 세계, 수선인(水仙人)의 세계
풍렬천문(風烈天門) – 공기 원소의 세계, 풍천선(風天仙)의 세계
광염천문(光炎天門) – 빛 원소의 세계, 광천선(光天仙)의 세계


10층부터는 지구적 차원으로 이행되며, 성층권, 지맥과 지구의
심부, 달의 운행, 해양, 지구의 열원, 지구의 자전과 공전 등을 담
당한다.


10층   성신일회(星神一會) – 지구 선계를 지키는 내신장들이 있음
11층   성광월회(星光月會) – 달의 월식, 조석현상을 주관, 인간
       의 운명체를 설계
12층   일양천회(日陽天會) – 태양빛을 조절하는 역할, 태양신
       신앙과 연관
13층   용맥광지회(龍脈廣地會) – 가정과 지역 사회를 도는 지룡
       부터 지구 심부에 맴도는 지룡까지 포함한 선계

14층  해월수도회(海月水到會) - 지구 거대 해양을 담당하는 선
    인의 세계
15층  지열수욕회(地熱水浴會) - 지구의 열원을 담당하는 초극
    지열선(超極地熱仙)의 모임
16층  영성집월회(永星集月會) - 지구 자전축, 공전축을 담당하
    며 시간의 흐름을 조율, 외신장들이 있음
17층  일륜존회(日輪尊會) - 16층의 세계를 통활하는 세계, 옥
    황보존과 곤륜금오태모천선이 계신 세계
18층  영보존천회(永寶尊天會) - 우주에서 지구를 바라보는 분,
    원시천존, 영보천존, 도덕천존이 거하는 선도계

# 02
## 선도계의 특징에 대해

신선하면 불로불사의 존재이자, '신선놀음에 도끼자루 썩는다'는 말처럼 여유자적한 할아버지를 떠올리는 것이 일반인들의 관점이다. 선도의 성취자들을 영기장으로 살펴보고, 선도 18층을 탐지해보니, 선도의 신선들은 질서계의 운영을 담당하고 있었으며, 역할은 전 지구적 차원을 넘어 우주적인 영역까지 닿아 있었다.

문화권과 종교마다 이 역할에 따라 힌두교에서 시바신과 비슈누신, 기독교 계열에서는 각자의 직분과 역할로 창조된 천사들을 다르게 파악하고 있음이나, 선도 체계에서 질서계를 담당하는 신들은 천선과 지선들로 파악되며 이들은 선도 18층에 거하고 있다고 본다.

옥황상제, 구천현녀, 곤륜성모와 같은 도가의 신들은 선도 18층의 고층에 머물고 있으나 선도 18층 체계에서는 이름이 중복된다. 이는 민간 신앙으로서의 도가 하늘의 지배자, 지구적 운행과 관련된 직분으로서의 옥황상제, 우주적 운행을 담당하는 옥황상제 등 그 역할이 나누어져 있기 때문이다. 구천현녀도 마찬가지이다. 지구에서 영웅을 도와주면서 선도의 지식을 남기는 역할을 하는 구천현녀 지구의 흐름과 관련된 구천현녀도 있는 것이다.

선도계는 지구 운행과 관련된 정보들이 잘 구획된 세계이다. 앞서 '양신출태 이후의 몸, 윤회에 대한 내용'에서 아래와 같이 언급한 바 있다.

보통 사람이 죽으면 영은 갈 길을 가고, 혼과 백은 흩어지는 것으로 알려진 것이 우리의 통념이나 도가의 성취자가 죽으면 혼백은 도가의 뜻에 따라 지구의 관리자들 그룹에 들어가고(신선이 됨), 영은 자신의 업력에 의해 윤회의 길을 걷는다는 것이 위 기술의 뜻이다.

일반인들은 혼과 백이 구심력이 없어 죽으면 인연의 법에 의해 흩어지게 마련인데, 도가의 성취자들은 의식의 구성요소가 혼과 백에 남아 있어 이러한 개체적 자아는 신선으로 지구의 관리 임무를 받아 활동하는 반면, 자아의 무의식적 요소들은 윤회의 흐름에 들어가게 된다는 것이다.

도가에서의 말하는 장생불사, 불로불사는 개체적 자아의 입장에서는 영생을 뜻하는 것이 맞으나 그 흐름은 자연의 흐름에 종속되는 것이니 영은 흐르지만, 수행의 성취는 선계에 남아 그 역할을 한다는 것이다.

선도 수행자들은 수행을 하여 얻은 정보들을 선도의 계에 남기고 미세한 영은 시간의 흐름에 의해 인연 따라 가게 된다. 개체적 자아는 혼의 상태로 선도계에서 역할을 하는 것이다. 선도의 계는 지구의 정보들이 있는 계이니 수행한 내공의 힘은 정보의 형태로 지구의 유지에 쓰인다.

이분들이야말로 전지구적 역할을 하는 것이니 인간의 기준으로 보면 공무원에 해당되는 분들이다.

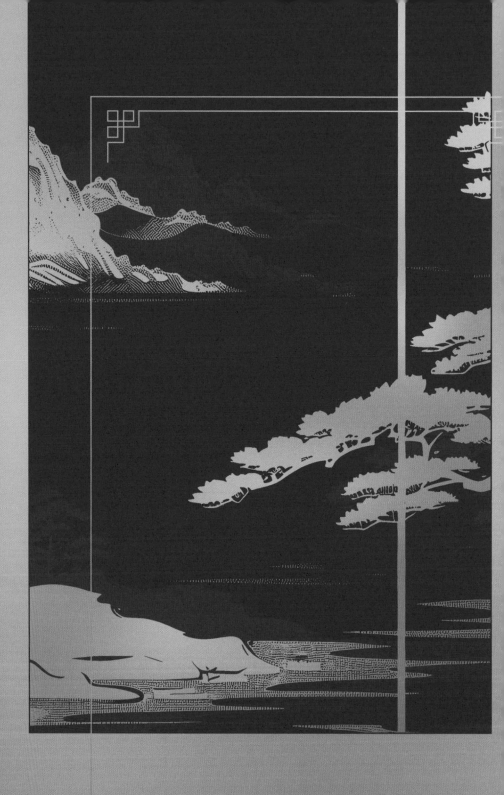

# 7장

# 선도 18층의 세계

## 들어가기 앞서서

선도 18층의 각 층에 대해 묘사하는 것은 상징의 체계들로 이루어진 것으로, 인간의 오감 중 시각으로 이해된 것이다. 각 층의 성격을 밝혀놓은 것이니 참고할 뿐, 실제 수행은 여기서 언급한 것에 매임 없이 해야 한다.

실제로 수행하게 되면 꿈으로 과증을 확인할 수 있고, 동작 중 특정의 존(尊)이 시현하게 될 수 있으니 그 단계에 다다를 때까지 본인들의 수행을 의심하지 않고 하면 된다.

또한 수행 중에는 감각에 의지해 선도 18층을 확인하려 해서는 안 된다. 기운 수행을 하고 있는 것은 맞지만, 마음의 영역이 기운에 작용하니 마음이 산란하거나 의구심이 있거나 확인하려는 마음이 동할 경우, 심마(心魔)가 기운으로 응하게 되어 잘못하면 수행자들이 가장 경계하는 주화입마(走火入魔)가 될 가능성이 있다.

인간의 인지가 발달하게 되듯, 선도 18층 세계 역시 기술적으로 발달하고 있다. 기존의 관념으로 보면 신선은 유유자적한 삶을 누리는 백발의 할아버지이고, 신선의 세계는 먹으로 그려진 수묵화의 세계라 보기 쉽지만, 실은 인간의 인지 발달에 따라 선도의 세계 또한 상당히 발전이 되었다고 보면 된다.

선도계는 신선이 거주하는 곳이라 알려져 있지만, 선도의 계는 다차원에 있기 때문에 인체 에너지장에도 있으며 외부의 다른 차원에도 동시성으로 있다. 선도의 계는 하나의 세상이자 다른 주파수의 지구에 해당되기 때문에 굉장히 광활하다.

우리의 인지가 미치는 곳이 선도계의 끝자락으로 봐도 되며, 이것이 주파수에 따라 각자 다른 층에 펼쳐져 있다. 존재의 에너지장과 연관이 있으며, 선도계의 고차적 세계로 갈수록 전지구적 관리 영역을 담당하게 된다.

참고로 여기서 쓰는 천선(天仙)이라는 용어에 대해 설명하면, 원래 천선과 지선, 시해선의 등급은 도교 서적 '포박자'에서 언급되었다. 낮은 등급 순서로 언급하면 시해선(尸解仙) · 지선(地仙) · 천선(天仙)이라 한다. 그러나 선도 18층에서는 주재천선(駐在天仙)이라는 말이 나오는데 이분들은 하나의 계를 통합하는 신선이니 천선이라고 명칭을 쓴 것이다. 9층에는 지선(地仙)이라는 용어를 쓰는데, 이는 9층의 선인들이 물질계의 원소와 연관이 있어 쓴 것이다. 그러니 도가의 천선과 지선의 구분으로 해당 용어를 이해하면 안 된다.

선도 18층의 세계는 그다지 산수화의 고즈넉하고 유유자적한 세계가 아니라서 기존 선도 수행자들에게나 일반인들에게 적잖이 당혹감을 줄 수 있다. 그러나 그것이 맞다 아니라는 시선이 아닌 본인에게 유용한가의 기준으로 마음을 열어 받아들이면 본인도 모르는 사이에 수행이 진일보할 것이라 본다.

# 01

## 1층 기전문(氣電門)

떠오르는 꽃들만 있다. 대지에서 수많은 형형색색의 꽃들이 끝없이 위로 올라간다. 동시에 '여기는 아무도 없다.'라는 메시지가 들려온다. 이곳은 사람이나 동물처럼 활동하는 존재는 없으며, 식물만 보이는 곳인데, 실제로 살아 있는 식물이라기보다는 홀로 그램으로 떠다니는 느낌이다.

상징 문양은 뫼비우스의 무한대 모습이고, 이것은 흰색의 물고기와 검은색의 물고기가 서로 꼬리를 물고 있는 동그란 형태이다. 이 이름은 어미영환(漁尾永環)이라 부른다.

이 세계는 또 다른 지구처럼 보이는데, 지구의 육지와 바다를 오대양 육대주 인간의 장부 역시 오장육부로 분류하듯, 기전문의 지구와 인체의 장부가 매치된다. 인간의 장부의 여러 에너지 결들이 다른 것처럼 이곳 지구의 각 대륙과 바다는 에너지적 결이 다르다.

기전문의 대륙과 바다에서는 수많은 꽃들이 떠오르는데, 대륙

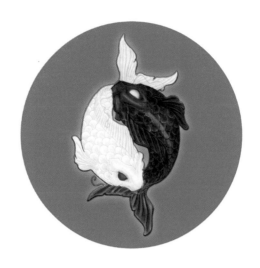

선도 18층 중 1층, 기전문, 어미영환

과 바다의 에너지 주파수에 따라 꽃들의 모양과 색이 각기 다르다. 이곳에는 유정(油井)과 천정(泉井), 강과 바다가 있다. 유정은 기름이 솟는 곳인데, 여기서는 인도 의학에서의 프라나를 의미한다. 이 프라나는 강을 따라 흐른다.

천정은 물이 샘솟는다는 뜻인데, 여기에서의 물은 동양의학에서의 기경팔맥을 따라 흐르는 '기'라는 것이다. 소규모의 바다는 여기에서는 신경들이 중추신경에 들어가기 전에 모이는 '신경절'을 뜻한다. 대규모의 바다는 중추신경을 의미한다.

대지는 미세한 전기신호로 이루어졌으며, 대지 안으로 들어갈

때 미세하지만 기운은 강렬한 형태의 에너지로 들어간다. 대지의 최심부에는 뇌에 흐르는 전자기 에너지가 있다.

기전문은 인체 내의 프라나와 기가 돌아다니는 세계이다. 프라나와 기 중 생체전류에 해당되는 에너지가 드러난 세계이다. 이 세계에 영향을 미칠 수 있는 것은 경락을 자극하는 침술이다.

주재천인은 도리천인(道理天人), 도선성모(道仙聖母)이다.

# 02
## 2층 전풍문(電風門)

선도계 2층은 생체 전기와 생명 에너지가 결합된 세계이다. 이 세계에서는 지능을 가진 존재들이 보이지 않으며 수많은 개구리가 거대한 튜브 안에서 각기 뜀박질하며 정해진 길을 이동한다. 전풍문의 주민은 풍와(風蛙)라고 하는 개구리이다. 여기서는 생명의 흐름이 이들을 바람처럼 이동시키니 풍와(風蛙)인 것이다.

상징 문양은 검은색 원안에 녹색 개구리가 있는 부채이다. 풍와선(風蛙扇)이라 한다.

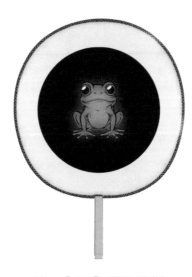

선도 18층 중 2층, 전풍문, 풍와선

전풍문의 세계는 거대한 튜브와 그 안에 수없이 나누어져 있는 작은 튜브와 거대한 튜브 사이를 잇는 여러 크기의 수많은 작은 튜브로 이루어져 있다. 튜브들이 이어져 구를 이루는 모습이지만, 튜브 형태의 지구는 지표 – 마그마 – 맨틀과 같이 몇 겹의 층으로 된 것이 아니라 튜브가 모두 엮여져 안에 들어갈 수 없고, 안과 밖이 구분이 없는 것으로 보인다.

이 개구리들은 8종류가 있다.

녹풍와는 녹색의 개구리, 금록풍와는 금색과 녹색이 섞인 개구리이다. 이 두 가지 종류의 개구리가 전체 개구리의 80%를 점하고 있다. 그 외 적풍와, 황풍와, 흑풍와, 연두풍와, 자풍와(보라색의 풍와), 흑금풍와가 있다. 흑금풍와는 금색과 검정색이 섞여진 풍와이다.

전풍문의 지구는 대륙이나 바다는 없지만 튜브들이 특정 지역마다 다른 색으로 빛나는데 지역에 따라 풍와들이 다르다. 마치 현재 지구 대륙마다 거하는 인종이 다르듯이 말이다.

인간이 이 세계에 영향을 미칠 수 있는 것은 전자기로 경락을 자극하는 방법이나 전기침 등이다. 자극 시 풍와가 대형을 이루거나 도망가거나 자기들끼리 탑처럼 쌓아지기도 하며 인체 에너지의 조율을 하게 된다.

주재천선은 풍극선인(風極仙人)과 풍와성모(風蛙聖母)이다. 풍극선인은 풍와를 튜브 내의 바람으로 인도하는 역할을 하고 있고, 풍와성모는 풍와의 생성과 소멸을 담당하고 있다.

## 03
## 3층 화진풍문(火盡風門)

화진풍문은 불기운의 세계이다. 후에 나오는 불과 관련된 세계와 다르게 인체의 체열과 관련이 있다. 단전에서의 불은 4층부터 시작한다.

화진풍문 진입 시 대극선인, 대극성모가 마중 나오며 얼굴빛이 홍조를 띤 7세 남자아이가 손을 잡고 나온다. 이름은 '단'이며 인간의 시간관념으로 대극선인과 대극성모가 부모이니 먼저 태어났을 법하지만 '단'과 동시에 태어났다. 단의 선도계에서의 이름은 삼보형선(三寶型仙)이다. 대극선인과 대극성모는 이 아이를 존중하고 어른 대접으로 하는 것으로 보아 일반적인 부모 관계가 아니라는 것을 알았다.

거대한 공장이 보이며 공장 주변에 로켓 지지대가 순식간에 설치되어 여행자를 로켓에 태워 우주에 보낸다. 단이 말한다.

'저희가 당신을 로켓에 태워 우주에서 이 지구를 바라보게 하는 것은 우리의 세계가 당신들의 인지로서는 파악이 불가함을 보여

주기 위함입니다.'

우주에서 바라보는 이 지구는 2차원적 평면이나 이 평면이 우주로 아무리 올라가도 좁아진다는 느낌이 없다. 우리의 인식은 높이 올라가면 2차원의 면이 끝이 보일 것이라는 인식을 갖고 있으나, 이 세계에서는 높이 올라가도 공간성의 변화가 없다.

다시 화진풍문의 세계로 돌아와서 공장을 시찰하게 해준다.

'당신이 보는 이곳은 당신이 이해할 수 있게 우리가 보여드리는 것입니다.'

거대한 용광로들이 설치되어 있는 공장에서 꼭짓점 세 개로 이루어진 트라이앵글과 같이 속이 빈 유리 재질의 트라이앵글들이 쏟아져 나온다.
쇳물이(여기서는 유리 재질이니 유리가 녹은 뜨거운 용융액이겠지만, 재질이 투명하다고 유리는 아니었다) 삼각형의 형틀을 채우는데, 삼각 형틀의 꼭짓점에 세 가지 상징하는 기운들이 채워져 있다.

수은으로 상징되는 금속성의 물질(선도계에서는 수은을 쓰지 않는데, 지구에서는 수은이라고 표현된다고 한다)이 땅의 정수라고 하였다.

삼각형의 다른 꼭짓점은 인삼으로 상징되는 기운이 채워져 있다. 인삼은 식물계로 상징되는 에너지이다. 다른 꼭짓점에는 혈태(血胎)라 하여 생명력을 상징하는 기운이 채워져 있다.

쇳물은 이 꼭짓점을 지나면서 삼각형의 투명한 유리 트라이앵글로 변환되어 쏟아진다. 수많은 트라이앵글이 쏟아지는데, 이는 무한하게 생산하고 있는 듯 보이고 어디론가 이동되고 있었다.

이 트라이앵글은 지구에서 '내단(內丹)'을 담는 내단의 틀에 해당되며, 지구에서의 삶에 따라 색이 변하는 성질을 가졌다. 동물의 것과 인간의 것 등이 제품 라벨로 구분된다고 한다. 내단에 불이 안착되는데 이 트라이앵글은 성스러운 불 바깥에 보호하는 껍질이라 한다.

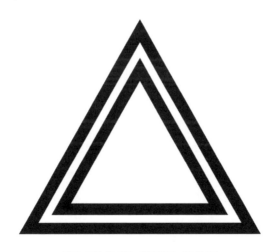

선도 18층 중 3층, 화진풍문, 삼보형인

3층의 상징물은 삼보형인(三寶型忍)이다. 투명한 트라이앵글이다. 지상의 정수, 식물의 정수, 동물의 정수, 세 개의 꼭짓점으로 이를 삼보라 한다. 참을인(忍)을 쓴 것은 오랜 시간 동안 공들여 내단의 틀을 제조했다는 의미이다.

이 세계의 인체 자극점은 뜸, 온열찜질이다.

## 04
## 4층 염화전풍문(炎火電風門)

염화전풍문은 성스러운 불(聖火)과 관련이 있다. 매우 뜨거운 에너지이다. 이 세계는 깊은 동굴을 끝없이 내려가야 만날 수 있다. 어두운 밤에 남자 선인과 여자 선인이 화톳불 앞에 앉아 여자 선인은 부채로 불의 화력을 조절하면서 숯을 넣어 불을 강하게 하게 유지하고, 남자 선인은 꼬챙이에 뱀 혹은 도마뱀과 같은 것을 굽는다.

이것은 상징이다. 지금의 시점으로 바깥에는 트럭이 대기하여 식자재를 공장에 반입하려고 대기하고 있는 모습이 보이며, 여성은 공장의 화력 시스템을 조율하고 담당하는 엔지니어 역할을, 남성은 조리원이자 식품을 완성시키는 노동자의 역할을 한다. 남자 선인을 심혈선인(深穴仙人), 여자 선인을 보령성화선녀(寶寧聖火仙女)라 한다.

여선인이 성화를 담당하니 보령성화선녀라는 이름을 가진 것은 이해할 수 있지만, 남선인이 깊은 동굴이라는 심혈이라는 이름을 가진 것이 이해가 어려울 수 있다. 이는 성화가 인체와 영체

깊은 곳에 있다는 의미이면서, 소화기는 입부터 항문으로 이어지는 구멍이고 통로이니 깊고도 깊다는 의미이기도 하다. 소화기에서 흡수한 음식물이 내단의 열기로 바뀌는 곳이다.

이곳은 현묘한 어둠 속에 있으며, 성화가 계속 작은 불씨로 생성되는 곳(존재가 태어날 때마다 불꽃을 생성)이며, 식자재와 연료가 반입되어 연료는 불꽃이 되고 식자재는 기운으로 바뀌는 곳이다. 불씨가 태어났을 때 부모로부터 받은 선천의 생명력, 선천기라고 하면, 연료는 섭생으로 채워지는 기운이며, 음식은 활동의 기운이라 하겠다.

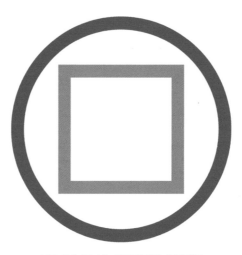

선도 18층 중 4층, 염화전풍문, 극진화로

처음에 뱀과 도마뱀이 보인 것은 화력(생명력)으로 쿤달리니 에너지를 조복시킨다는 것을 의미한다.

염화전풍문의 세계 역시 공간감이 없는 세계이다. 2층 전풍문부터 공간감이 없어지게 되었다. 이는 3차원 공간이 아닌 그 이상의 다차원적 공간이라서 그렇다. 이곳은 더운 열기로 가득 차서 아무것도 보이지 않는 동굴의 느낌이다.

상징은 빨간색 원 안에 있는 주황색 사각형이다. 이름은 극진화로(極盡火爐)이다.

## 05
## 5층 온염화기문(溫炎火氣門)

단전의 내층과 관련된 세계이다. 설계체에 해당되며 설계체를 기반으로 에너지로 구현된 것이 단전의 외피이다. 보통 단전의 외피를 가지고 단전이라 부르는데 맞는 내용이나, 주파수를 높여 보게 되면 단전의 설계체 즉 단전의 내층에 해당되는 다차원계가 확인된다. 이것을 온염화기문이라 한다.

매트릭스 격자무늬에 지렁이들이 한두 마리씩 띄엄띄엄 기어간다. 이 매트릭스 격자무늬는 녹색, 자주색, 노란색의 빛들로 짜여 있고, 지렁이들은 생명 에너지를 상징한다. 일반인들은 빛과 생명 에너지가 분리되어 있는데, 도를 이룬 사람들은 지렁이는 보이지 않고, 빛의 얼개들만이 출렁거리고 있다.

지렁이는 개별적 자아의 욕망으로 상징되는 것이며, 지렁이가 녹아 빛의 얼개에 생명으로 합일되어 빛의 얼개가 요동치는 모습이 도를 이룬 성취자의 경지이다.

단전 내핵의 설계체이고, 생명과 욕망과 천명(天命)의 자리이다. 정화된 이들이나 도의 성취자들은 생명과 천명이 일치되어 있다.

온염화기문의 주재선인은 팔양태극선인(八陽太極仙人)과 팔음천도선녀(八陰天桃仙女)이다. 인체 자극점은 음률, 음악, 선인의 음악이며, 비파로 상징된다. 비파의 음계가 씨줄과 날줄로 이루어진 매트릭스를 의미하며, 음악이 존재 단전의 내핵을 상징한다.

팔양태극선인과 팔음천도선녀의 도움을 받아 인간이 인지할 수 있는 범주로 이 세계를 시찰하니, 불의 강으로 둘러싸인 해자와 같은 동심원을 몇 개를 건너고 천문대와 같은 곳으로 인도된다. 하늘에 레이저를 쏘아 하늘에 홀로그램을 지속적으로 띄우고 있다. 온염화기문에서 본 빛의 얼개와 지렁이들 중에 빛의 얼개가 천문대에서 지속적으로 쏜 빛의 매트릭스였던 것이다.

이러한 시설은 이 세계의 모든 지역에 있었으며, 남녀 관리자들의 명칭이 팔양태극선인과 팔음천도선녀였다. 이 존재들은 개별적으로 각 지역의 센터마다 활동하면서도 자아는 팔양태극선인과 팔음천도선녀 2명이다. 하나이면서도 다수로 활동할 수 있는 분이다.

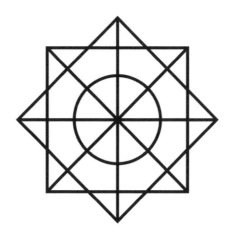

선도 18층 중 5층, 온염화기문, 팔극회천문

상징 무늬는 정사각형 2개가 겹쳐 팔방체를 이루고 그 안에 대각선이 있고 중앙에 원이 있는 팔극회천문(八極回天門)이다.

## 06

# 6층 염정수기문(斂精水氣門)

육체 수준의 주파수보다 높은 주파수로 이루어진 미세신(微細身)과 관련된 세계이다. 물고기가 대양에서 자유롭게 헤엄치듯이 인간의 자의식이 육체라는 구속에서 서서히 벗어나고 자유롭게 되어 가는 단계이다.

염정수기문이라 함은 물의 자재로움이 에너지체에 반영되기 시작함을 의미한다.

주재천선은 태허연무월량진인(太虛煙霧月凉眞人)과 태허연로월광선녀(太虛煙露月光仙女)이다.

인체 육체에도 경혈점이 있지만, 인체보다 주파수가 높은 층의 에너지체에도 경혈점이 있다. 신지학에서 말하는 에테르체보다 약간 상위의 에너지체에 염정수기문의 파동이 있다. 높은 주파수의 몸은 인체보다 넓게 퍼져 있는데, 이 영적 신체의 경혈점에 도시와 왕국들이 있다.

인도자 선인이 아래와 같이 말한다.

'보통의 인간은 저희 왕국들의 숫자도 적고, 인구도 적으나 도를 이룬 이들은 인구도 많고 왕국마다 통신수단이 있어 왕국과 도시들이 한 몸처럼 유기적으로 살고 있습니다. 주재천선 태허연무월량진인 이름의 연무는 연기와 같은 안개라는 뜻이고, 태허연로월광선녀의 이름의 연로는 있어 연기와 같은 이슬이라는 뜻입니다. 이는 모두 인간의 미세신이 연기와 이슬과 같이 육체에 비해 희미하게 퍼져 있다는 것을 의미합니다.'

염정수기문의 왕국과 도시들은 동심원 구조로 이루어져 있으며, 크게 5개의 왕국이 있고, 7개의 태양이 빛나고 있는 세계이다. 이 세계는 인체의 외단전과 7혈과 연관이 있다.

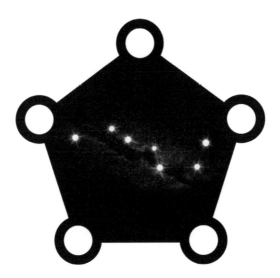

선도 18층 중 6층, 염정수기문, 오륜칠양도

상징 문양은 오륜칠양도(五輪七陽圖)이다. 오각형 안에 북두칠성이 있는 문양이다. 인체 외단전 5개는 양손의 장심혈, 양발의 용천혈과 같은 외단전 4개를 포함하여 정수리의 백회혈까지 포함한 것이다. 오륜 칠양의 칠양은 양 눈, 양 귀, 콧구멍 2개, 입까지 7개의 구멍을 뜻하며 여기에서 태양이 뜨고 지는 것을 의미한다.

# 07
# 7층 수천정기류문(水泉井氣流門)

수천정기류문은 맑은 물이 폭포수처럼 쏟아진다는 의미이다. 지구에 밴앨런복사대라는 것이 있다. 밴앨런복사대는 자기축을 중심으로 하여 지구 자기장이 태양에서 오는 하전입자를 가두어 마치 자기장의 모양을 취하는 것을 말함인데, 인체 오라장도 이와 같은 모양으로 되어 있다. 지구의 자기축과 같이 오라장이 회전하는 중심축을 중맥이라 한다. 선도에서는 이를 충맥이라고도 한다.

수천정기류문은 오라장의 중심축, 인체의 중심맥에 맑은 기운이 쏟아진다는 의미이고, 지구의 중심선과도 연관이 있다.

주재천선은 무선진인(無線眞人)과 여선 도주선인(道柱仙人)이 있다. 무선은 선이 없음을 뜻하고 중심이 없다는 말인데, 모든 것에는 각자의 위치가 곧 중심이라는 반어적 표현이다. 도주선인은 도의 기둥이라는 의미이다.

인체에는 중맥이 있다. 체험으로 얻은 정보들은 각 맥륜(차크라)에 응집하게 되는데, 이 정보들이 중맥을 거쳐 이동한다. 수천정기류문의 세계를 진인의 인도를 받아 이동하니, 다음과 같은 것들이 보인다.

거대한 기둥에 전자기기들이 부착되어 있고, 전자적 장치들로 이루어진 기둥에는 정보를 담은 작은 상자들을 관리자들이 체크, 보수, 점검을 하면서 수시로 상자를 꺼내고 점검하고 다시 기둥에 끼워 넣는 작업을 하고 있다.

가장 거대한 기둥은 이 세상의 북극과 남극와 관통하는 기둥 한 개가 있고 대다수의 선인들은 이곳에 집중적으로 배치되어 있다. 지표에 있는 기둥들은 45억 개 정도가 있고 인간과 관련되어 있는 기둥이라 한다. 인간이 70억에 육박하는데 왜 45억 개냐고 물어보니, 15억 인류는 기둥을 세울 정도로 정보량이 밀집된 존재들은 아니라고 한다. 15억의 인류는 16개 정도의 센터에 관리한다고 한다.

수천정기류문은 오라 에너지의 중심선을 관리하는 세계이고, 막대한 정보가 유통된다. 즉 기운으로 상징하면 맑은 물이 쏟아지는 세계이다. 이 세계의 상징 문양은 아라비아 숫자 4의 모습을 띤다. 숫자 4의 세로 l 형태는 금색이고 사선 모양은 은색이다. 중심선 1에 사선 모양이 겹치면서 회전력이 발생하고, 동시에 사선 모양은 삼각자이고 중심선 1자의 형태이니 이를 금척의 모습이라 한다. 이 자의 이름은 반본금척자량도(反本金尺慈量圖)라 한다. 근본으로 회귀할 수 있는(反本) 자비스럽게 측량(慈量)하는 금척이라는 것이다.

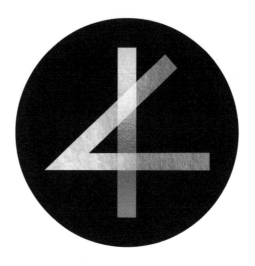

신도 18층 중 7층, 수천정기류문, 반본금척자량도

# 08
# 8층 월도문(月道門)

8층 월도문은 영세계(靈世界)와 관련이 있다. 이때의 영세계라 함은 삼도천을 완전히 건넌 세계는 아니고 지상의 영들, 황천에서 배회하는 영들의 세계이다. 월도문의 경지에 도달하면 유체 이탈이 가능해지며 황천계에 영향을 미칠 수 있게 된다.

월도문에는 존재들이 거주하는 곳이 없으며 배회하는 영들, 줄서서 기다리는 영들이 많다. 경찰서 역할을 하는 장소들이 많은데 이곳에는 다음과 같은 존재들이 대기하고 있다.

- 영계(靈界)로 소환시키는 저승사자(서양 문화권에서는 천사, 가족의 모습을 띤 영)
- 조직폭력배, 거렁뱅이와 같은 자들을 유치시키는 힘이 강력한 저승사자
- 지상계에서 대량의 살상사고가 일어날 때 영계와 지상계의 중간지점인 월도문에
- 대량의 영혼이 폭주하기 때문에 월도문의 질서를 잡을 수 있는 경비대

앞에 조직폭력배가 있다고 말했는데, 월도문에는 힘의 측면에서 매우 강력한 그룹 영들이 있다. 이들이 지구에서는 조직폭력배와 같은 위상인데, 영계로 가야 하는 존재들이 월도문에 정착한 그룹이다.

월도문에는 삼도천을 건너기 직전에 대기할 수 있는 임시 거주소 그리고 자선단체가 주는 생기 에너지 공급처, 월도문의 거주자를 등록하는 동사무소와 같은 공조직만 있다. 다른 민간 시설 같은 곳이 없어 황량한 곳이다.

죽은 직후의 이들은 완전히 영적인 신체의 몸은 아니고 지상의 육체를 가지고 있었을 때의 에너지 시스템을 갖고 있다. 육신이 있었을 때는 음식물로 기운을 공급받았는데 월도문에 있는 이들은 음식물에 해당되는 외부 기운을 공급받아야 한다. 보통의 경우 40일 정도 외부 기운을 공급받지 않아도 되기에 월도문의 임시 거수소의 역할상 별도로 음식으로 쓸 수 있는 것은 없다. 그러나 이곳은 망자가 처음 들어오는 곳이기에 망자에게 묻은 산자의 기운 생기(生氣)를 흡수하기 위해 영적인 벌레들, 영적인 곰팡이들, 생기를 가져가기 위한 좀비와 유사한 마물이 많이 있다.

월도문의 여러 혼란스러운 정황 때문에 망자들이 40일 이상 대기하기도 하고, 적절한 안내가 없어 길을 잃어버리는 경우가 많아 여기서는 생기를 공급하는 별도의 장치가 군데군데 있다.

월도문의 주재천선은 흑면보구랑선인(黑面寶口郎仙人)과 분화랑태모천선(粉花琅太母天仙)이다. 흑면보구랑선인은 검은 가면을 쓰고 있는데, 눈과 코의 구멍은 안 뚫려 있고 입의 구멍은 뚫려져 있다. 입 주변에는 보석들이 입 모양에 맞춰서 박혀져 있다. 가면의 이름 때문에 그분의 이름은 흑면보구랑선인이다. 여선(女仙)은 중국의 경극 배우나 일본 가부키 배우처럼 얼굴에 하얀 칠을 하였기에 이름이 분화랑태모천선인 것이다. 달의 검은 달의 측면과 하얀 달의 측면을 감안한 이름이다.

월도문의 의미는 수행자에게 음적 세계의 적막함과 황량함을 겪으면서 거기서 느끼는 공포를 넘어가야 한다는 것을 뜻한다.

월도문은 황천이라고 부르는 세계이며 막 죽은 이가 황천의 세계에 들어설 때 육체 시절에 남은 생기를 보고 수많은 벌레와 마물에게 공격을 받기 때문에 천도를 할 때는 이에 대한 보호 조치를 하고 천도해야 한다.

상징 문양은 동그란 원반형의 흑경(黑鏡), 검은 거울이며 주변에는 생화로 장식되어 있다. 이름은 반안본수랑흑경(反顔本隨朗黑鏡)이다. 뜻은 검은 거울로 얼굴을 보고 본연으로 돌아가 기쁨을 찾는다는 의미이다. 인체의 자극점은 단 1의 소음도 없는 적막한 상태에서 공간 자체를 거울방으로 도배한 상태에서 3일을 지내야 도달할 수 있다. 말 그대로 자극점이지 그렇게 있다고 해서 월도문을 경지를 온전히 체화할 수 있는 것은 아니다.

선도 18층 중 8층, 월도문, 반안본수랑흑경

## 09

# 9층 지선(地仙) 사선(四仙) / 원소계 4선(四仙)

지선(地仙) 사선(四仙)은 불, 물, 공기, 빛의 4원소를 담당하는 선계이다. 서양 마법의 원소 정령과도 통하는 세계이며, 이 세계들의 상위 천선은 원소의 원형적 에너지인 이데아적 에너지와도 닿아 있다.

### ■ 열화천문(熱火天門)

열화천문은 불 원소와 관련된 신선들이 거주하는 곳이다. 서양 마법의 불의 정령이 거주하는 곳이며, 불 원소의 이데아적 성질까지 포함하는 상위 아스트랄계까지 포함하는 광활한 세계이다. 염화천선의 파동에서 수많은 불꽃이 일어나고 있으며, 인간이 다양한 화염들을 사용함에 따라 열화천문이 담당하는 범위가 넓어지고 있다. 예를 들어 전기 스파크의 불꽃, 이온화된 불꽃, 플라즈마 불꽃 등의 인공적인 불꽃이 생겨남에 따라 열화천문의 담당이 늘어난 것이다.

열화천문의 선인은 염화천선(炎火天仙)과 염화노선(炎火老仙)이다. 염화천선은 남자 선인, 염화노선은 여선인데 염화천선 남성보다 훨씬 나이가 많아 노선이라 부른다. 상징은 팔극화염선(八極火焰扇)이며, 팔괘가 중앙에 있는 부채이며, 가운데에 불꽃이 살아 움직인다.

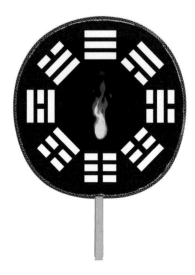

선도 18층 중 9층, 열화천문, 팔극화염선

열화천문의 담당 선인들의 이름은 다음과 같다.

1. 풍열염 동자(風熱炎 童子)

　공기를 타고 불붙는 것을 상징. 가스 불과 같은 존재이다. 몸의 체열과도 연관이 있다.

2. 수열염 동자(水熱炎 童子)

기름에 타는 불을 상징한다. 아파서 나는 열증(熱症)과도 관

계가 있다.


3. 수목화열염 동녀(水木花熱炎 童女)

에너지적 열기, 오라장의 열기를 의미한다.


4. 영극화륜동자(永極火輪 童子)

물속에서 타는 불을 의미한다. 무언가에 기대지 않고 타는

불이다.

예를 들어 백린탄의 화염과도 같은 것이다.


5. 번뇌염 동자(煩惱炎 童子)

정신적인 불, 업이 태워지면서 발생하는 불이다.


6. 삼매진화 동녀(三昧眞火 童女)

수도자에게 나는 정화의 불을 담당한다.


7. 삼매선광 동자(三昧禪光 童子)

수도자에게 나는 정화의 빛을 담당한다.

8. 화염용선 동자(火焰龍仙 童子)

지구적 차원의 거대 화재를 담당한다.


■ **폭류천문**(瀑流天門)


폭류천문은 물과 관련된 선인이 거주하며 선인들이 용 자체의
모습으로 띄는 경우가 많다. 서양 마법의 물 원소의 정령들이 있
는 것이기도 하고, 물의 원형적 에너지인 이데아적 에너지와도 연
관이 있는 광활한 세계이다.


선인은 수룡천정극왕(水龍泉井戟王)과 수룡천선비(水龍天仙妃)
이다. 수룡천정극왕의 천정은 우물과 같이 샘솟는다는 말이고
'극'은 창이니 창으로 땅을 찌르니 샘물이 솟는다는 의미이다.

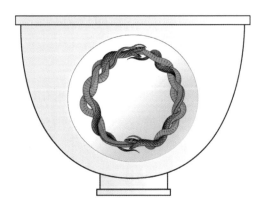

선도 18층 중 9층, 폭류천문, 사보위감로정

상징은 뱀 두 마리가 서로의 꼬리를 물면서 원을 만들고, 그 원에 감로가 담긴 잔이 있는 형태이다. 이름은 사보위감로정(蛇保衛甘露精)이다. 뱀이 지키는 감로라는 의미이다.

이 세계의 특징은 지구의 여러 바다가 하나로 연결되어 있듯이 일극화된 세계라는 것이다. 다른 하위의 선계들이 주재 천선과 그 주재 천선을 보좌하는 수많은 하위 천선으로 각자 직무가 나뉘어 그 역할이 존재성 자체가 되는데, 이곳은 상위 천선이 98% 이상을 직접 통할하고 있다.

다만 4개의 비밀천선들이 각자의 임무가 있어 주재천선의 지배 하에 담당 임무를 수행한다.

1. 유비밀천녀(油秘密天女)
   원유, 식물성 기름, 동물성 기름, 광물성 기름을 담당하는 천녀

2. 지액비밀천녀(地液秘密天女)
   기름을 제외한 땅에서 나는 광물성 액체를 의미한다. 예를 들면 수은이다.

3. 뇌보정액비밀천녀(腦寶精液秘密天女)

정신에 영향을 미치는 뇌의 호르몬과 관련된 혹은 생리작용
과 연관된 호르몬을 담당한다.


4. 감로정액비밀천녀(甘露精液秘密天女)

천선들의 음료 즉 감로정을 담당하는 천녀이다.


■ **풍렬천문**(風烈天門)


지구의 대기 현상과 관계가 있으면서 공기 원소를 담당하는 선
계이다. 폭류천문과 동일하게 풍렬천의 선인들은 용의 형태를 띠
고 있는 분들이 많다. 지구의 대기를 조절하는 것이 가장 큰 역할
이다. 이곳은 서양 마법의 공기 원소를 담당하는 정령들이 거하는
곳이며, 공기의 이데아적 원형 에너지까지 소급하는 광활한 세계
이다.


주재천선으로는 풍류선인(風流仙人)과 기류선성녀(氣流扇聖女)
가 있다. 상징 문양은 삼각형 안에 녹색 부채가 있는 삼극기류풍
선(三極氣流風扇)이다. 여기서 삼극이라 함은 적도, 북극, 남극을
의미한다.

북극과 적도 사이의 변은 파란색, 적도와 남극 사이의 변은 빨
간색, 북극과 남극 사이의 변은 검정색이다. 그 안에 바람을 상징

하는 녹색 부채가 있다.

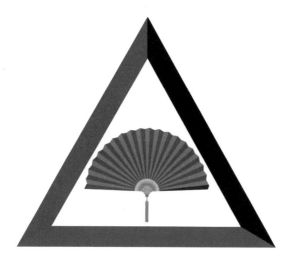

선도 18층 중 9층, 풍렬천문, 삼극기류풍선

주재천선의 통할을 받는 하위 천선들은 풍룡이라 부른다.

오해풍룡(五海風龍)과 지풍육룡(地風六龍)이 있으며 오대양 육
대주를 담당하는 풍룡들이다. 이들은 바다의 바람과 대기를 조절
하는 풍룡의 역할과 육지의 바람과 대기를 조절하는 지풍룡(地風
龍)들로 구분된다. 이들은 풍룡의 대왕급이며, 그 수하로 수많은
풍룡이 있다.

## ■ 광염천문(光炎天門)

　10층 이후의 세계로 가기 위해서 '빛화된 몸'을 지녀야 하는데 이곳 천선의 인가를 얻어야 한다. 생명장과 관련된 선인이다. 지구의 오라장인 밴앨런대와 직접 연관이 있으면서 존재들마다 있는 생명장, 오라장과 연관이 있다.

　밴앨런대와 관련된 선인은 8억 이상이다. 가장 많은 선인이 이곳에서 일하고 있다. 극소수의 선인들만 9층 광염천문 이상부터 일할 수 있다. 이곳은 순수한 빛의 세계이기 때문에 많은 수행자가 이것을 도가 궁극의 경지라고 오해하기도 한다. 이 세계는 시각적 세계로는 빛으로만 보이나 선인들의 도움을 받아 확인 해보니 이곳은 지구 오라장의 경혈점에 있는 도시들로 보인다.

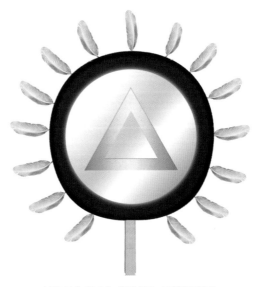

선도 18층 중 9층, 풍렬천문, 삼극기류풍선

가장 바깥의 오라장에는 56개의 도시가 있다. 오라장은 7개의 층으로 되어 있고, 7층의 오라장 모두 도시들이 있다.

주재천선은 정선광천선(精禪光天仙)과 순선광정녀(純仙光貞女)이다. 상징 문양은 삼광우화풍선(三光羽化豊扇)이다. 빛으로 된 삼각형이 원 안에 있고, 이 원이 부채의 중심에 있으며, 부채 주변에 깃털이 있다. 이는 영혼육이 모두 빛으로 되어 있다는 의미이다.

# 10

## 10층 성신일회(星神一會)

지구 대기층의 마지막 지점 즉 우주와 대기의 경계면을 담당하는 곳이다. 이곳은 청명한 별빛이 보이는 곳이다. 인간의 피부와도 같은 곳이라서 외부 세계와 지구와의 경계면에 해당되기에 외부 세계를 관측, 감시하는 센터와 군사 조직들이 있다.

주재천선은 북두청명칠선(北斗淸明七仙), 남두육성노선(南斗六星老仙)이다. 북두청명칠선은 여선이다. 남두육성노선은 나이가 많은 남자 선인이다.

이곳은 관제센터처럼 보인다. 앞에서 언급했지만 고차 세계는 그 역할이 상징으로 보이는 세계이기 때문에 실제의 모습을 관제센터의 형태로 이해해서는 안 된다. 성신일회는 외부 세계를 관측, 감시하는 센터이니 관측과 감시, 대응조직들이 발달 되어 있다.

지구 북반구는 칠대선(七大仙)이 남반구는 육대선(六大仙)이 담당하고 있다. 이분들은 성신일회의 최고 지도자들이며, 군사 조직은 별도로 있다. 이들 군사 조직을 내신장(內神將)이라 하며 지구의 영계를 직접 수호하는 분이다. 외신장(外神將)도 있으며 이분들은 지구의 선계 너머 다른 우주나 차원으로부터 선계를 방비하는 1차 방어선을 담당한다. 내신장은 2차 방어선을 담당하는 것이다.

이곳은 북반구에 7개의 거점 도시, 남반구에 6개의 거점 도시가 있으며 이 거점 도시는 거대한 타워의 형태로 지상에서 아주 높이 설치되어 있다.

타워 꼭대기에는 관제센터가 있고, 중층은 군사 조직이 있는 바, 도가의 이랑진군이 이곳에 있다. 이랑진군은 과거 시대에는 개를 영수(靈獸)로 삼았는데, 지금은 원반에 발을 걸치고 원반으로 이동하는 형태로 진화되었다.

이 타워의 아래층으로 계속 내려가도 딱딱한 지상은 없고 계속 하향하게 된다. 1층이 보이지 않는 곳이다.

북두청명칠선(北斗淸明七仙), 남두육성노선(南斗六星老仙)이라는 이름에서 알 수 있듯이 이곳은 북두칠성과 남두육성과 관련되어 있다. 그러나 이들 대선(大仙)들은 별자리 자체의 신은 아니다. 우주의 별빛이 지구계에 편입될 때 지구 인류의 집단 무의식과 지구 시스템에 맞추어 의미가 생성되어 지구 아스트랄 경혈점에 투사된 선인들이라고 보면 된다.

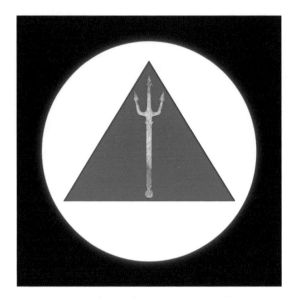

선도 18층 중 10층, 성신일회, 삼극화염창

상징은 삼극화염창(三極火焰槍)이다. 삼각형 안에 삼지창이 있고, 삼각형 바깥에는 원이 있다. 삼지창은 힘의 상징이다. 성신일회의 군사적 속성이 반영되어 있다.

<u>11</u>
# 11층 성광월회(星光月會)

달을 중심으로 한 하늘의 만다라를 의미한다. 일식, 월식, 조석 현상, 인간의 운명과 국가의 운명을 주관하고 있다. 이곳은 외부의 기를 받아들여서 인간의 운명, 국가의 운명을 설계하는 곳이다. 달로 상징되는 거대한 중심센터로 개별 운명의 설계할 뿐만 아니라 운명과 운명이 맞닥뜨릴 때 변화하는 경우까지 감안하여 운명을 설계하는 곳이다. 이러한 인간 운명의 복잡성과 국가 운명의 복잡성을 달을 메인프레임으로 하여 설계한다.

주재천선은 월주성라망법선(月珠星羅網法仙), 월영주왕성녀(月影柱王聖女)이다. 월주성라망법선의 이름 뜻은 별빛으로 이루어진 그물망 가운데 달 구슬이 있어 그물이 쳐진 모양을 의미한다. 월영주왕성녀는 달그림자 안에 기둥이 있다는 의미이다.

11층 성광월회에는 7대선(七大仙)이 있는데, 이름은 다음과 같다.

1. 적월명광대선(赤月明光大仙)
   죽음을 주관한다.

## 2. 화안명광대선(和顏明光大仙)

출생을 주관한다.


## 3. 묘안명광대선(妙顏明光大仙)

묘하게 웃는 월선(月仙)이다. 이 분은 행복을 의미한다. 행복을 의미하나 그 이후에는 행복과 불행이 교차로 다가오는 것이 인생이니 이분이 묘하게 웃는 것이다.


## 4. 희안명월대선(喜顏明月大仙)

인간 운명에 실패를 담당하는 월선이다. 이 분은 기쁜 표정을 짓고 있는데, 인간 운명사에 실패가 있을 때 웃는 모습이다. 달의 이중적 에너지 즉 밝음과 어두운 면(달의 뒷면, 일식과 월식)을 상징하는데, 이후 나오는 달의 이미지들이 인간의 길함을 시샘하고, 흉함을 기뻐하는 모습들이다.


## 5. 흑치명월대선(黑齒明月大仙)

인간 운명에 사고를 담당하는 월선이다. 사고가 있을 때 검은색으로 물든 이빨을 드러내며 웃는 모습이다.


## 6. 사안명월대선(蛇眼明月大仙)

운명과 운명이 만나는 것이 결혼이라 하면 이 모습을 볼 때

뱀의 눈으로 변화하는 월선이다. 불결함과 불행이 사안으로 표현된 것이고 이 사안으로 운명의 축복을 내릴 수도 있는 분이다.

7. 분화명월대선(粉花明月大仙)

하얗게 분칠을 한 월선이다. 시대의 명과 관련이 있다. 한 시대의 명이 개인이나 민족이나 국가에 부여될 때 개인은 양심을 국가는 도덕을 잊고 그 명을 이행하는 경우가 있는데, 시대의 광풍이 지나고서야 그때 쓴 페르소나를 알게 된다. 분화명월대선은 명을 이행하기 위해 페르소나를 쓰는 모습이며, 시대의 명을 조직하고 부여하고 이행하는 힘을 갖고 있다.

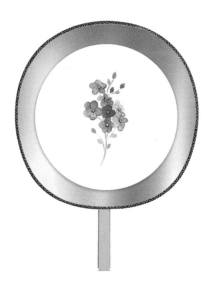

선도 18층 중 11층, 성광월회, 월륜보화륜금선

성광월회의 상징은 월륜보화륜금선(月輪寶華輪金扇)이다. 흰색 달을 의미하는 원 안에 물망초 꽃 한 개가 있고, 월륜은 금색 부채 안에 자리하고 있다.

# 12

## 12층 일양천회(日陽天會)

일양천회의 상징은 추후 언급할 일양삼극염화도이나 현대적 상징은 카메라의 조리개나 양산을 의미한다. 지구의 사람들의 입장에서 일양천회는 태양신으로 인식된다. 지구 곳곳에 퍼져 있는 태양신 신화는 일양천회의 기운을 감응 받아 성립된 것이다. 그러나 일양천회의 선인들은 태양이나 태양빛과 직접 관련은 없으며 지구에 작용하는 태양빛을 관장한다. 태양 자체는 아니나 조리개나 양산이 의미하는 바와 같이 태양의 빛과 열을 지구에 맞춰 조절해주는 역할을 한다.

구체적으로는 구름과 대기의 구성 성분비로 태양빛을 조절한다. 과거에는 담당하지 않았으나 지금은 인간이 환경을 파괴함에 따라 오존층도 담당하게 되었다. 즉 태양빛을 조절한다는 의미는 오존층에 투과되는 자외선도 담당한다는 것이다. 여기서 이들이 양산이나 조리개로 묘사되는 이유를 이해할 수 있다.

일양천회의 주재천선은 일양운무라망선인(日陽雲霧羅網仙人)과 일양대해진선인(日陽大海盡仙人)이다. 일양운무라망선인은 구름이 그물처럼 퍼져 태양빛을 조절한다는 의미이고, 남자선인이다.

일양대해진선인은 태양빛이 대해를 말라 버릴 수 있게 한다는 선인이며, 여자 선인이다. 일양대해진선인은 태양빛의 열기를 의미한다.

선인 두 분의 도움을 받아 일양천회를 확인 시 지구 상공 100km 대기층을 지평선에서 바라보았다. 이 대기층이 일양천회의 세계인데, 별도의 건물이나 궁전은 보이지 않고 황혼의 빛으로 물든 엷게 퍼진 대기층이 끝없이 펼쳐져 있다. 지구의 세 군데 장소가 일양천회의 기운이 강하다.

티베트 포탈라궁에서 나오는 빛이 대기층으로 쏘아지고, 하늘이 금빛으로 물든다. 티베트 포탈라궁 상공에 있는 일양천회 이름은 일양회천궁(日陽廻天宮)이다. 다른 두 지역에서 나온 기운이 티베트 포탈라궁 상공에서 회수되어 순환되기에 회천궁인 것이다.

아프리카 동부에 있는 섬 마다가스카르 상공에 일양자흑단궁(日陽紫黑檀宮)이 있다. 일양자흑단궁은 마다가스카르에 자단과 흑단과 같은 귀한 나무들이 자라기 때문에 이 궁의 이름이 자흑단궁이다.

나머지 한 개는 페루의 수도 리마 상공에 일양천존궁(日陽天尊

宮)이 있다. 페루 지역은 잉카 문명이 융성했던 곳이고, 잉카 문명에서는 태양신을 숭배하였다. 이 지역에 거주했던 사람들이 태양신 숭배를 열렬히 행했던 지역인 이유가 있는 것이다.

티베트 포탈라궁, 아프리카 마다가스카르, 페루 리마, 이렇게 지구 세 지역이 일양천회와 연관되어 있다. 세 지역을 이으면 삼각형이 되는데, 이것을 일양삼각륜(日陽三角輪)라 한다.

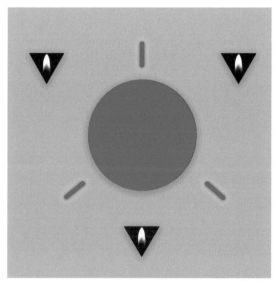

선도 18층 중 12층, 일양천회, 일양삼각륜

일양천회의 상징 문양은 일양삼극염화도(日陽三極炎火圖)이다. 원이 중앙에 있고 짧은 선이 120도마다 삼각형의 형태로 하나씩

그어져 있고, 작은 삼각형이 역삼각형의 형태로 원의 중심에 120도마다 있다. 작은 삼각형 안에 촛불 형태의 작은 불빛이 있다.

# 13

## 13층 용맥광지회(龍脈廣地會)

땅에도 기가 있는바, 기가 움직여서 모이는 곳에 큰 도시가 유지되고, 나라의 운기가 결정된다. 기운의 흐름은 '지룡(地龍)'으로 상징되는데, 지룡이 다른 지역으로 이동하면 도시가 약해지고, 아예 다른 지역으로 떠나면 흥했던 대제국이 멸한다. 지금에서는 폐허로 남는 경우가 있다. 인더스 문명과 페르시아 제국이 현재 폐허로 남은 경우가 그렇다. 그에 반해 로마 제국이 멸망한 후 문명이 성하지 못했던 유럽지역은 문화가 융성했다.

이 지룡들은 9단계 계급으로 이루어져 있다.

1. 세말지룡(細末地龍) : 가택(家宅) 수준에서 감도는 기운, 작고 짧게 생긴 용들이라서 세말이라는 단어를 쓴다. 풍수가들이 지기가 있다고 할 때 이 세말지룡이 감응한 것이며, 비보풍수에도 영향을 받는 용들이다.

2. 초막지룡(草幕地龍) : 공공의 장소에 감도는 용들이다. 고대에는 우물가나 마을 광장에 있던 용들이고 지역 사회의 공

적 장소에 있던 용들이다. 현재는 기업체나 공장이나 학교 등에 있는 용들이다.

3. 토막지룡(土幕地龍) : 도시급의 지룡이다. 도시가 역사 발전에 따라 성장하면 지룡의 수가 늘어나게 되어 있다. 거대 도시의 경우 3~4마리로 늘어나게 된다.

4. 환류지룡(還流地龍) : 국가 단위의 기운 순환을 담당하는 지룡이다. 한국과 일본, 한국과 중국의 기운 순환을 담당한다. 환류지룡으로는 작은 크기이지만 작은 환류지룡이 한국과 북한 사이에 돌고 있다.

5. 순회지룡(巡廻地龍) : 국가나 큰 지역의 단위 안에서 맴도는 지룡이다. 남북한의 경우 한반도가 순회지룡 한 마리가 돌고 있었으나, 지금은 남한과 북한이 따로 한 마리씩 돌고 있다. 현재는 작은 크기의 환류지룡 한 마리가 남북한의 기운을 순환시키고 있다.

6. 대심부지룡(大深部地龍) : 땅과 마그마의 기운 교류를 담당한다. 대심부지룡은 대륙의 기운을 유통시킨다. 이 용들은 지진을 발생을 담당하고 있다.

7. 대광맥지룡(大光脈地龍) : 마그마와 그 이하의 맨틀이나 외핵과의 기운 교류를 담당하는 지룡이다.

8. 초열대광맥지룡(超熱大光脈地龍) : 지구 핵의 기운 유통을 담당한다.

9. 심주광열대맥지룡(心柱光熱大脈地龍) : 지구의 남북극을 지구 내부에서 수직으로 도는 지룡이다. 남북극의 축을 중심으로 전체적으로 내부 에너지를 순환하는 대룡이다.

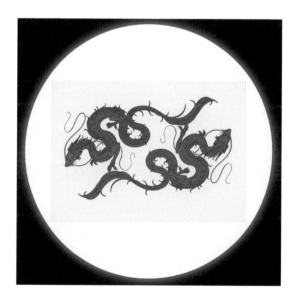

선도 18층 중 13층, 용맥광지회, 쌍실합도

주재천선은 심주광열대맥지룡천선(心柱光熱大脈地龍天仙)과 심주환류대맥지룡천선(心柱還流大脈地龍天仙)이다. 두 선인의 도움을 받아 용맥광지회를 살펴보면 주황색 지평선만 끝없이 펼쳐져 있고, 속삭임만 있는 곳이다. 인간적 이해의 수준에서 보자면, 수많은 튜브들로 엮인 지구가 떠오른다. 튜브들은 모두 움직이고 있으며 튜브 안에도 미세한 튜브가 있는 모습이다.

용맥광지회의 상징은 쌍실합도(雙實合道)이다. 청룡과 적룡이 서로 꼬리를 무는 형태이다. 노란색 사각형 안에서 청룡과 적룡이 서로 꼬리를 무는 형태이다.

## 14

## 14층 해월수도회(海月水到會)

지구의 바다와 관련된 천선이다. 물과 관련된 신선들이 9층에도 있는데, 이들 폭류천의 선인들은 물의 원소성에 기반한 신선이다. 그러나 14층의 해월수도회의 선인들은 바다 자체와 관련이 있다. 대양(大洋)과 작은 바다들이 이분들의 소관이다. 용으로 드러날 때가 많다. 우리가 아는 용왕들은 바다의 영적 거주자이지만 후술하는 해월수도회가 담당하는 파도, 조류, 염도조절, 용오름 현상과 같은 자연현상의 실제적 조절자나 관리자는 아니다.

해류는 바다에서 일어나는 기의 흐름이다. 풍수에서 말하는 지맥과 유사하게도 바다 역시 인체 기경팔맥처럼 맥이 있어 흐르고, 이것이 물질적으로 드러나는 것이 해류인 것이다.

이곳 해룡들은 9계급으로 이루어져 있다.

1. 어보룡해선(漁寶龍海仙) : 물고기와 같은 해산 자원을 통활하는 선인이다.

2. 해천교대룡(海天交大龍) : 용오름의 대선이자 태풍을 만드는 선인이다. 바다와 하늘의 교감에 의해 태풍이 만들어지는 데, 이 현상을 주관한다.

3. 해지교대룡(海地交大龍) : 수많은 파도가 이 대룡과 연관되어 있다. 마릿수가 무한대이다. 일분일초마다 전세계에 부딪히는 파도가 이 선인 숫자이다.

4. 해감로정대룡(海甘露精大龍) : 바다의 염도와 관련이 있다. 육지의 물질들이 바닷속 생물들이 바로 사용할 수 없기에 이를 정화하여 '염분'이라는 것으로 사용할 수 있게 만든다. 정화의 힘을 사용하여 바다에 들어간 것은 정화될 수밖에 없게 하는 강력한 힘을 가졌다.

5. 해옥대룡선인(海獄大龍仙人) : 해옥은 바다의 감옥이라는 뜻이다. 지구 깊은 바다에는 지구가 봉인한 존재들이 있는데, 이를 관리하는 옥 문지기와 같은 역할을 하는 대선(大仙)이다. 과학이 발달해서 현재 심해까지 탐사하여 다양한 심해 생물도 관찰하고, 심해 밑바닥까지 탐사하여 해저 지형도 확인할 수 있게 되었지만, 이 해옥은 발견할 수 없게 되어 있다. 해옥대룡선인은 해옥을 어느 특정 장소가 아니라 바다라

는 상징이라는 에너지 파동대에 시시각각 변화하는 파도의 높이와 파도의 염분과 파도의 물의 양을 비밀번호로 설정하였다. 그리하여 이 시시각각 변화하는 비밀번호를 알 수 없으니 지구 인류가 영원히 해옥을 발견할 수 없는 것이다.

6. 음양열극빙룡대선(陰陽熱極氷龍大仙) : 열대에서 발원한 난류와 극지에서 발원된 한류를 주관하는 대선이다. 지구의 해류 순환을 담당한다.

7. 분노해룡대선(忿怒海龍大仙) : 육지와 바다의 교류를 담당한다. 평화적인 교류는 아니며 바다가 육지를 침범하는 형태의 교류를 한다. 쓰나미를 일으키는 대룡이다. 바다와 육지의 물질대사를 이루게 하는 역할을 한다. 자연의 순환을 담당하나 인간에게는 큰 재앙을 의미하기도 한다.

8. 심극중중해룡대선(心極重重海龍大仙) : 바다의 무게로 지구의 자전과 공전을 미세하게 제어하고 조율하는 선인이다.

9. 해월수도금강룡대선(海月水到金剛龍大仙) : 바닷속에 있는 태양과 달을 관리하는 대선이다. 여기서 태양이라 함은 바다를 생동감 있게 움직이게 하는 동력원이라는 뜻이다.

바다의 태양 – 우리가 보는 달이다. 지구에 대한 중력으로 인해 조석력을 발생시켜서 파도의 움직임을 일으킨다.

바다의 달 – 우리 지구를 의미한다. 지구의 자전 운동이 바다의 출렁거림을 일으킨다.

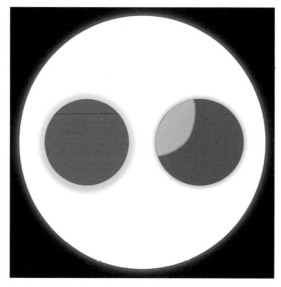

선도 18층 중 14층, 해월수도회, 해심쌍극태양도

해월수도회의 관련 상징은 해심쌍극태양도(海心雙極太陽圖)이다. 하얀색 원 바탕에 왼쪽이 빨간색 원, 오른쪽은 상현달과 같이 오른쪽 아래부터 차기 시작한 달인데 푸른색이 70%, 녹색이 30%이다. 왼쪽은 실제 태양을 뜻하기도 하고 바다의 입장에서는 달이 태양의 역할을 하니 달을 의미하기도 한다. 오른쪽의 푸른색은 지구에서의 바다 비율 70%를 의미하며, 녹색 30%는 육지의 비율을 의미한다.

　해월수도회의 주재천선은 해일월영천선(海日月影天仙)과 해월일영천선(海月日影天仙)이다. 해일월영천선은 바다에 떠 있는 태양을 의미하는데, 그 태양은 곧 달의 그림자라는 뜻이다. 해월일영천선은 바다에 떠 있는 달은 태양의 그림자라는 의미이다.

# 15

# 15층 지열수욕회(地熱水浴會)

　지구 중심핵의 파동대로 이루어진 세계이다. 지상에는 고차적
세계의 기운이 응하는 곳이 있을 수 있고, 고차적 세계가 담당하
는 지구 3차원적 공간이 있을 수 있으나 특정 장소에 있지 않다.

　지열수욕회는 지구의 열원을 관리하고 조율하는 세계이다. 지
구 중심핵에서는 방사성 원소의 붕괴, 달과 태양의 조석력에 의해
지구 내핵이 쥐어짜지면서 열이 발생한다. 이러한 열로 인해 지구
내부에서 대류가 발생하여 지자기가 발생하고 지구 내부의 물질
이 밖으로 방출하여 대기를 이루는데 기여한다. 지열수욕회는 지
구가 살아있게 하는 열원과 관련된 세계이다.

　지열수욕회의 주재천선은 내단열화핵전동선인(內丹熱火核電動
仙人)과 내단초핵전자장선인(內丹超核電磁場仙人)이다. 내단열화
핵전동선인은 남자 선인, 대단초핵전자장선인은 여선인이다.

　이곳은 눈동자가 여러 개 겹쳐진 세계이다. 푸른색 눈동자가
보이는데, 이 벽안의 세계는 끝이 없이 광활하게 보인다. 거기에
는 수많은 건물이 보이는데 반도체를 현미경으로 볼 때 보여지는

트랜지스터의 무한 집결처럼 보인다.

푸른색 눈동자보다 조금 더 내밀한 파동대로 들어가면 적색의 눈동자의 세계가 보인다. 마찬가지로 이 세계는 눈동자처럼 보일 뿐 하나의 차원이자 지구처럼 세계로 분류될 만큼 광활하다. 수많은 건물이 반도체의 내부 구조처럼 구조화되어 있다.

금색 – 금록안(금색과 녹색의 눈) – 적금안(적색과 금색) – 백안(백색) – 연홍안(핑크빛) – 금사안(금색의 모래처럼 입자성이 보이는 눈) 총 8개의 세계가 겹쳐 보인다.

지열수욕회의 세계는 눈동자로 보이는데, 이 눈동자는 지구가 지구 스스로 바라보는 눈동자이다.

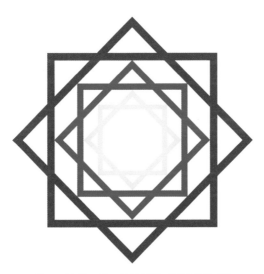

선도 18층 중 15층, 지열수욕회, 내단초열전기륜

상징 문양은 사각형이 90도로 회전한 모습이 삼중으로 겹쳐져 있는 모습이다. 이름은 내단초열전기륜(內丹焦熱電氣輪)이다. 최외각은 파란색 팔각형, 중간은 **빨간색** 팔각형, 내부의 팔각형은 금색이다.

# 16

# 16층 영성집월회(永星集月會)

시간의 흐름과 연관되어 있다. 인과의 세계로 시간이 규정되는데, 인과와 인지의 흐름으로 지구의 시간을 관리하는 세계이다. 시간은 소멸로 향해 가는 흐름이고, 노화나 자연계의 풍화 현상, 죽음, 변화로 힘이 드러나게 된다. 이러한 시간 자체를 주관하는 천선들이 있는 곳이 영성집월회이다. 영원히 빛나는 별과 달이 모여 있다는 의미이다.

영성집월회는 시간의 측정과도 연관이 있어 지구의 자전과 공전과도 연관이 있다. 지구의 하루는 자전을 기준으로 지구의 1년은 공전을 기준으로 정해지는 것이다.

영성집월회의 주재천선은 내단핵전팔문천선(內丹核轉八門天仙)과 태일음양대주팔회문천선(太一陰陽大珠八會門天仙)이다. 내단핵전팔문천선은 남선인으로 자전을 담당한다. 태일음양대주팔회문천선은 여선인으로 지구의 공전을 담당한다.

이 세계를 확인해보면 끝없는 어둠을 내려가다 보면 태양이 있고, 태양을 뚫고 계속 내려가보면 어둠이 보이는데, 한참 더 내려가 보면 다시 태양이 보인다. 이 태양을 뚫고 내려가도 다시 태양이 보인다. 이것이 무한 반복된다.

영성집월회의 파동에는 지구를 우주로부터 지키는 외신장(外神將)들이 있다. 평상시에는 에너지의 파동으로 잠들어 있다가 태양계 바깥의 외부 존재가 지구에 진입 시 일정 영향력을 발휘하고자 드러나게 되어 있다. 내신장들보다 강력한 힘을 갖고 있다.

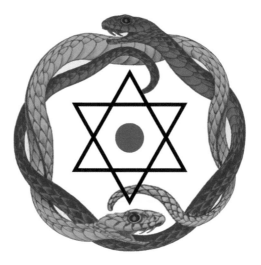

선도 18층 중 16층, 영성집월회, 태일음양대주도

영성집월회의 상징은 태일음양대주도(太一陰陽大珠圖)이다. 녹색과 파란색 뱀 두 마리가 꼬리를 서로 물고 있는데, 이 안에 검은색 육망성이 있고, 중앙에 빨간색 점이 있다. 중앙의 빨간 점은 곧 지구를 의미한다.

# 17

# 17층 일륜존회(日輪尊會)

지구를 지켜보는 눈, 여기서 눈은 태양으로 보인다. 태양이 지켜보는 존재로 지구를 바라보는데, 이 고위 천선의 차원을 일륜존회라고 한다. 일륜존회는 앞서 모든 선도계를 통할하는 최고위 천선이다. 그러나 일륜존회가 하위 선도계로부터 어떤 보고를 받는 입장은 아니며, 침묵으로 영겁의 시간 동안 바라보기만 한다.

주재천선은 옥황보존(玉皇寶尊), 곤륜금오태모천선(崑崙金鰲太母天仙)이다.

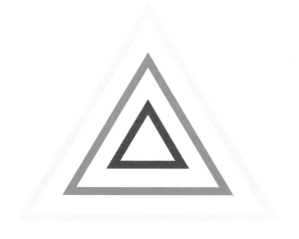

선도 18층 중 17층, 일륜존회, 삼륜신안

일륜존회의 세계는 태양의 눈으로 보여진다. 한 개의 눈으로 지구를 응시하는 것 이외에 지구의 말로 차원의 모습을 말하기 어렵다.

상징 문양은 삼륜신안(三輪神眼)이다. 삼각형이 세 개가 겹쳐 있는 모습이다. 최외륜의 삼각형은 금색, 중간의 삼각형은 은색, 내부의 삼각형은 보라색이다.

# 18

# 18층 영보존천회(永寶尊天會)

우주에서 지구를 바라보는 존재가 있는 세계이다. 진정한 의미의 원시천존이 있는 세계이다. 성별로 주재천선을 구분하지 않는다.

주재천선은 원시천존, 영보천존, 도덕천존이고 개별로 나누어서 언급할 수 있으나 본질은 한 분이다.

선도 18층 중 18층, 영보존천회, 0륜안

상징 문양은 0륜안(숫자 0, 0輪眼)이다. 검정색 원이다.

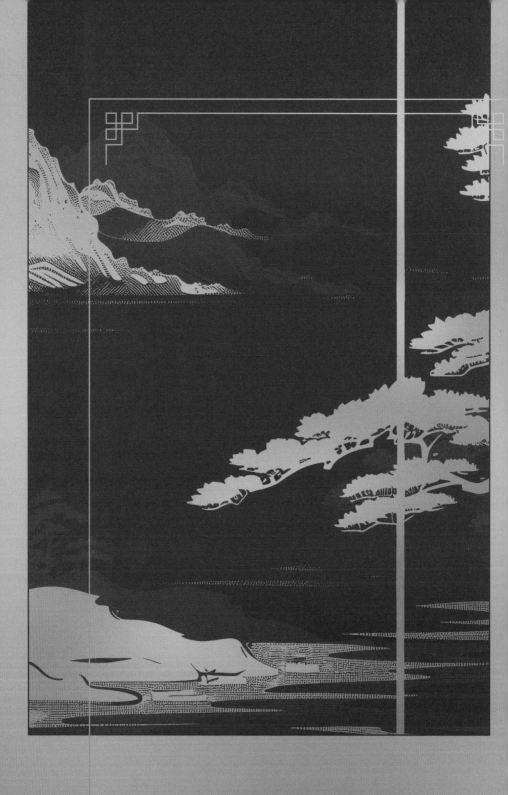

# 8장

내정보화주
수행의 의미

선도 수행은 연정화기를 통해 정을 기로 바꾸고 기를 모아 신으로 바꾼 다음 정순하고 농밀한 에너지로 양신을 만들어 출태하여 도계에 오르는 것을 목적으로 한다. 내정보화주 수행은 정을 기로 바꾸는 것에 1차적 초점을 두고 하는 수행이 아니다 보니 기존 수행방법에 비해 매우 간단하다고 할 수 있다.

내정보화주 수행 2단계에서 '내정보화주는 내 마음과 의식이로다.'를 언급하고 3단계에서 '내정보화주는 내 마음과 의식과 영이로다.'라고 언급하는 것은 기가 농밀하게 모인 내정보화주에 본인들의 의식을 입혀 선도계의 메시지를 받으려는 목적에 있다. 수행에 있어 과증(果證) 역시 중요한 것이니 유체 이탈하는 것만큼 선명하지 않더라도 체감할 수 있게 내정보화주에 본인들의 의식을 입혀 선도 18층을 체험하게 하는 것이다.

내정보화주 수행은 선도 18층의 정보를 내 안에 체화하는 것이 목적이다. 각 층을 순서대로 통과하면서 동작을 하는 것이니 1층의 정보를 내정보화주에 실은 이후 2층의 정보를 내정보화주에 신는 작업을 1주일씩 하면서 18층까지 18주를 하게 된다. 그 과정에서 선도계의 정보를 내 에너지체에 각인을 하게 되는 것이다.

내정보화주 수행은 1단계 6개월, 2단계 3개월, 3단계 18주를 하는 수행이다. 초반이 길어서 그렇지, 단계별로 짧아지는 장점이 있다. 초반이 긴 이유는 내정보화주의 기반 되는 기운 자체를 많이 모아야 18층까지 수월하게 수행이 가능하기 때문이다.

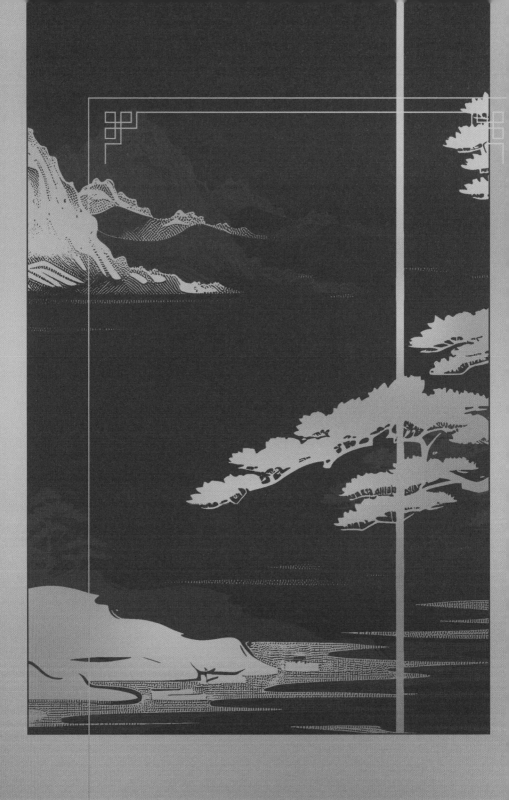

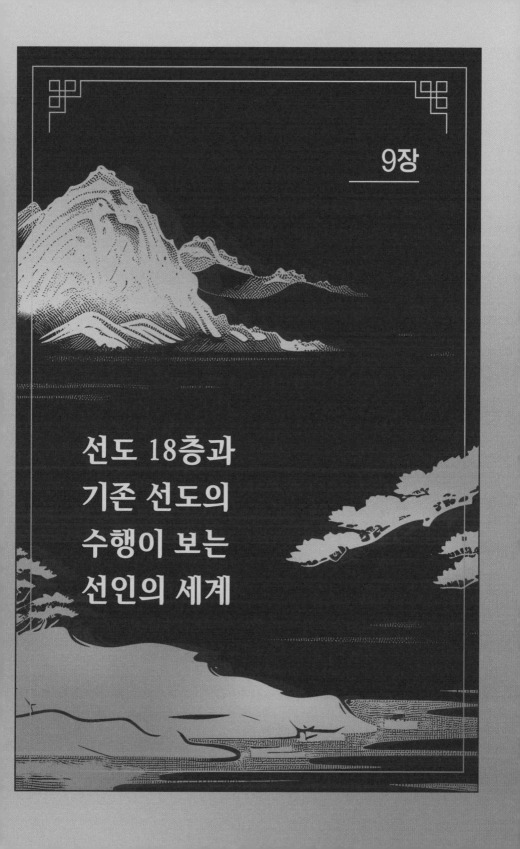

9장

선도 18층과
기존 선도의
수행이 보는
선인의 세계

여기서 언급한 내정보화주 수행과 선도 18층에 관련된 내용은 도가 고서(古書)의 내용을 참고한 것이 아니다. 고서의 저자들 역시 스승으로부터 구전(口傳)된 내용과 본인의 심득(心得)에 의한 내용을 적은 것이다. 결국은 그동안 쌓인 지식의 체계와 세계를 바라보는 시야의 폭에 따라 심득의 내용도 달라질 수 있다는 것을 감안하여 이해해야 한다.

기운은 의식과 영격(靈格)과도 연관이 있다. 우리의 몸은 인간이라면 동일한 오장육부와 동일한 생리 반응에 기반해 있으나 기운의 청탁(淸濁, 맑음과 탁함)이 사람마다 다르다. 단순히 맑고 깨끗한 것만 먹고 생활을 가지런히 한다고 해서 맑은 기운을 취할 수 있는 것이 아니다. 동일한 수행을 하더라도 개인별로 성취가 다른 것은 개개인의 의식과 영격이 다르기 때문이다.

따라서 내면을 응시해 에고의 작동기제를 알아차리면서 마음을 정돈하는 수행이 필요하다. 앞서 자발동공에 대해 언급하면서 기경팔맥에 서리나 얼음같이 끼어 있는 카르마 때문에 기의 흐름이 왜곡될 수 있다고 언급하였다. 즉 기운을 느끼고, 기운을 돌리는 것이 먼저가 아니라 카르마의 정돈과 마음의 그릇을 넓히면서 (에고를 알아차리면서) 층차가 높은 미세 기운을 통해 기운이 정리 정돈되는 것이 중요한 것이다. 내정보화주 수행을 동작이 나온다고 할 수 있는 것이 아니라 좌명을 설정한 후에 할 수 있다고 언급한 이유가 여기에 있다.

선도 18층은 기존 선도 체계와는 다르다. 일단 선인들의 세계가 임무와 역할로 규정된 세계라고 보는 것에 거부감이 들 수 있으나, 세계와 존재의 유지와 연관이 있는 선계로 18층을 묘사했다. 기존 선도의 선인들과 원시천존, 구천응원뇌성보화천존, 옥황상제, 구천현녀, 이랑진군과 같은 유명한 선인들을 선도 18층에 배속시킬 수 있다.

① 원시천존 : 도가의 최고위의 신, 우주 자체의 도를 상징화한 존재.
  이 상징성으로 보아 원시천존은 18층에 거한다.

② 옥황상제 : 도가의 최고위의 신과 혼동되나, 우주의 지배자이자 통솔자이지 '도' 자체는 아니다. 그리스 신화에서 제우스가 신들의 왕이지만 우주의 섭리 자체인 가이아나 카오스

에로스는 아닌 것처럼 옥황상제 역시 우주의 지배자는 맞지만 도의 원리나 도 자체는 아닌 것이다.

선도 18층에서의 옥황상제는 도교에서 숭배받는 옥황상제, 실제적인 지배자로서의 옥황상제를 구분하여 언급한다.

도교의 실질적 최고위 선인인 옥황상제는 12층 일양천회의 파동에 계시다. 태양의 파동과 같이 공진하고 계시며, 곤륜성모도 같이 계시다. 민중들은 12층 일양천회의 옥황상제를 구천응원뇌성보화천존이라고 부르고 있다.

이후 17층 일륜존회에도 옥황상제가 계시는데, 이 책에서는 옥황보존(玉皇寶尊), 곤륜금오태모천선(崑崙金鰲太母天仙)이라 칭했다. 이 분이 실제적으로 지구에서 가장 높은 존에 해당되는데, 사람들은 12층 이후의 옥황상제를 원시천존, 옥황보존, 옥황상제, 자미대제라고 섞어 부르곤 했다. 여기서는 옥황보존이라는 새로운 단어를 썼는데, 이는 12층의 일양천회의 옥황상제와 구분하기 위해서 쓴 것이다.

③ 자미대제 : 동북아시아 사람들은 북극성과 북두칠성을 포함한 별의 무리들을 자미원으로 보았다. 자미원에는 별들을 지배하는 자미대제가 거하고 있다고 여겼다. 도가의 기

층적 신앙 특성상 옥황상제와 자미대제를 많이 혼동하여 사용했다.

하늘의 주재자로서의 자미대제는 11층 성광월회의 파동대에 계신다. 이는 달로 상징되는 밤하늘의 주재자(태양과 대비되는)로서 자미대제인 것이고, 자미원에 계시는 북극성 자미대제는 아닌 것이다.

동양 사람들은 북극성을 중심으로 별이 돌기 때문에 북극성의 존을 하늘의 주재자 자미대제로 알고 있다. 그러나 지구 아스트랄계에 북두칠성을 비롯한 28수의 별자리와 북극성의 빛이 투사되면서 지구화된 신들이 10층 성신일회의 존들이기 때문에 북극성 자미대제는 실제로는 밤하늘의 태양과 같은 지위의 달로 상징되는 자미대제보다 위격이 낮다 볼 수 있다.

10층의 성신일회 북극성은 11층 자미대제의 아들 자미대군인 것이고, 기층민중적으로는 이분을 자미대제로 알고 있지만, 실제로 지구의 술법 체계상 자미대군이 자미대제로 역할을 하게 되어 있다. 하늘을 바라보는 인간의 관점이 아스트랄계의 질서를 정하는 힘으로 작용하게 되어 북극성을 자미대제로 말해도 수행적 효과에 변동이 있는 것은 아니다.

④ 서왕모 : 산해경에서 최초로 언급된 이래 여선(女仙) 중에서
  는 최고위 천선으로 알려져 있다. 후대에는 옥황상제의 부
  인으로 신앙 되었다. 여기서는 곤륜금오태모천선 혹은 곤륜
  성모, 선도성모 등의 용어로 서왕모를 부른다. 서왕모는 신
  선의 위계를 정하는 반도회라는 모임을 주관하기 때문에,
  선도 18층 체계에서 매우 중요한 위치를 점한다.

  12층 일양천회에 곤륜성모로 옥황상제의 배우자로 계신다. 이
후 17층에도 전체 선도를 통할하는 곤륜금오태모천선으로도 계
시다.

⑤ 구천현녀 : 도가에서는 서왕모에 버금가는 위치로 여긴다.
  다만 서왕모가 구천현녀를 시켜 황제를 도와 치우를 물리치
  게 했다는 내용을 보면 서열상으로는 서왕모가 더 높다. 병
  법에 능숙하여 황제 헌원에게 병법을 전수하였다. 중국인들
  은 구천현녀가 영웅에게 병법이나 검법을 전수하고 가르침
  을 주는 여선으로 여겼다.

  구천현녀는 10층 성신일회에 이랑진군과 같이 있어 내신장(內
神將)으로 활동하고 있다. 이후 13층 용맥광지회에도 계시는데,
여기서 구천현녀는 지룡들이 길을 잃지 않게 그리고 충돌하지 않

게 관리를 하고 계신다. 16층 영성집월회에도 계셔 시간의 조율, 자전과 공전의 조율이라는 지극히 중요한 책무를 담당하고 있다. 구천현녀의 시간, 자전과 공전을 담당하는 모습이 '지남차'(나침반), '태극패'와 같은 물건을 쥐고 있는 것으로 상징된다.

　⑥ 이랑진군 : 신장의 모습을 띤 선인으로 '서유기'와 '봉신연의'에서 활약하였다. 무신(武神)이면서도 술법의 대가이다. 손오공과 대등하게 싸웠으며, 중국인들에게 인기 있던 선인이었다. 이랑진군은 10층 성신일회에 계시다.

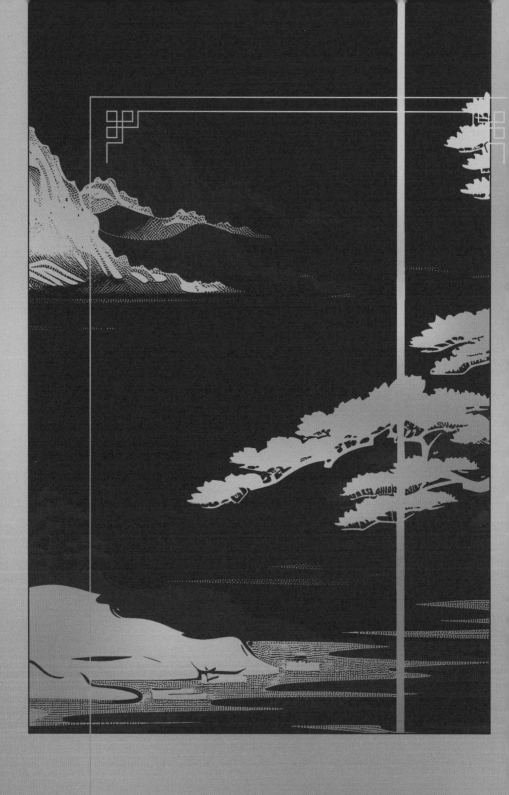

# 10장

# 북두상승비밀대법
## (北斗上乘秘密大法)

# 01
# 북두칠성 신앙과 제존

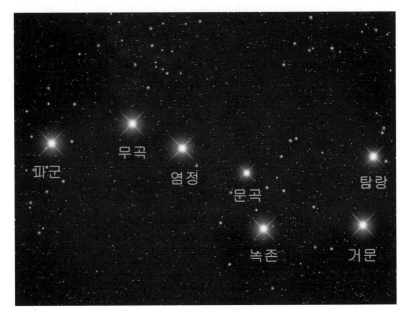

북두칠성

북두칠성은 서양과 동양에서 공통적으로 인식하는 별자리로 한민족 역시 고대부터 북두칠성의 의미가 각별했다. 청동기 시대의 유물인 고인돌에도 북두칠성이 새겨져 있는 경우가 있었고, 고구려 고분 벽화에도 북두칠성이 발견된다. 민간신앙에도 북두신앙의 흔적이 많이 남아 있다.

우리나라에서 장례식을 치를 때에 관 바닥에 칠성판(七星板)이라는 판자를 놓고 그 위에 시신을 안치했는데, 삶과 죽음이 칠성의 영향 아래에 있으니 죽을 때에는 북두칠성의 자리에 구멍을 뚫어 놓은 칠성판과 함께 장례를 치렀다. 나라에 큰 역할을 했던 위인의 경우에 몸에 7개의 반점이 있다고 하여 칠성의 기운을 받았다고 하는데, 신라 김유신이나 조선 한명회 등에게도 칠성의 반점이 있었다는 게 그 예시이다.

불교는 민간 신앙으로 역할한 북두칠성 신앙을 흡수하여 종교적 폭을 넓히고자 북두칠성 신들을 '치성광여래'의 이름으로 흡수하였다. 현재 한국의 절에 있는 칠성각이 북두칠성과 관련 있는 전각이다.

북두칠성과 관련된 도교 경전은 여러 개가 있고, 각 경전을 통해서 북두칠성 일곱 개의 별에 대해 알 수 있으나 여기서는 일곱 개의 별과 북두칠성 근처의 3개의 별의 간단한 의미만을 언급 후 수행 차제에 대해 상세히 소개하는 것에 집중하도록 한다.

탐랑(貪狼) - 북두칠성 중 첫 번째 별로서 자손이 번성하여 집안이 잘되게 도와준다는 별이다. 자손(子孫), 다남(多男), 창성(昌盛), 부귀(富貴)와도 관련이 있다.

거문(巨文) - 북두칠성 중 두 번째 별로서 식복과 관련이 있다. 식복(食福), 농업(農業), 어업(漁業)과 관련이 있다.

녹존(祿存) - 북두칠성 중 세 번째 별로서 길흉의 변화가 큰 별이라 한다. 길할 때는 사회적 명망과 부귀를 안겨 주다가 갑자기 칠성으로 다시 데려가 흉함으로 작용한다는 별이다. 녹존의 부정적 영향을 받지 않으려면 많은 복을 쌓아야 부귀영화가 녹존의 영향을 덜 받아 부귀를 지속시킬 수 있다. 화복(禍福), 재복(財福), 상업(商業), 귀인(貴人)을 주관한다.

문곡(文曲) - 북두칠성 중 네 번째 별로서 문운(文運)과도 연관이 있어 이 별을 문창성(文昌星)이라고도 한다. 하늘의 모든 권리를 거머쥐고 있다는 별로서 판사, 검사 등을 의미하기도 한다.

염정(廉貞) - 북두칠성 중 다섯 번째 별로서 북두칠성의 중앙에 있어 어느 한쪽에 치우치지 않게 하는 별이다. 하늘의 형벌과 심판을 의미하며, 공평하게 작용하는 별이라 이 염정의 정기를 받은 이들은 충신과 효자가 많다고 한다. 충효(忠孝), 정절(貞節), 형벌(刑罰), 공평(公平)을 의미한다.

무곡(武曲) - 북두칠성 중 여섯 번째 별로서 하늘의 무력, 무권

(武權)을 뜻하는 별이다. 질병과 악귀를 소멸시키는 역할을 한다. 벽사신명(辟邪神明)의 역할을 하는 것이다. 사람의 수명을 관장한 다는 별로도 알려져 있다. 벽사(辟邪), 수복강녕(壽福康寧), 태평성 대(太平聖代)와 연관이 있다.

파군(破軍) - 북두칠성 중 일곱 번째 별로서 하늘의 군대를 지 휘하여 천상과 대적하는 존재를 멸하는 군권의 별이다. 전쟁의 승 패와도 연관이 있어 고래로부터 전쟁에 임할 때 파군성신의 도움 을 청했다. 인간의 수명과도 연관이 있다. 전쟁(戰爭), 국력(國力), 국경방비(國境防備), 군사력(軍事力), 반란(反亂), 변란(變亂) 등을 의미한다.

자미제군(紫微帝君) 좌보성(左補星) - 무곡성의 좌변에 위치한 별로 인간의 시력으로는 잘 보이지 않는 별이다. 북두칠성을 보 필한다는 의미이다. 구성학에서는 북두칠성과 좌보성과 우필성을 합쳐서 북두구진이라고 한다. 좌보성과 우필성은 구성학에서 소 부(小富), 소귀(小貴)를 의미한다고 한다.

고상옥황(高上玉皇) 우필성(右弼星) - 파군성의 우변에 위치한 별로 인간의 시력으로는 잘 보이지 않는 별이다.

성신천존(星神天尊) 자미대제 - 북극성을 의미한다. 보통 북두구진에 포함되지 않고 구성학에서도 언급하지 않는다. 북두구진까지가 일반적인 수행과 기원의 대상인 것이며, 후술할 북두자미십광법에서 언급되는 분이다.

북두칠성은 인간의 길흉화복을 별의 힘으로 잘 풀리길 바라는 인간의 소망이 담긴 별이다.

탐랑성은 북두칠성 제1의 별로 생장과 시작을 의미한다. 다산도 의미하니 인간의 기본적인 욕망인 성적 욕구와 연관이 있다. 거문은 식복을 의미하고 녹존은 길흉이 교차하나 성공과 성취와도 연관 있는 것이니 탐랑 - 거문 - 녹존은 인간 개인의 기본적 욕구를 상징화했음을 알 수 있다.

문곡은 문운이며 문창성이라 불리는데, 이는 출사(出仕)를 하여 관직을 얻는 것을 뜻한다. 전통 사회에서는 출사가 사회생활의 시작이라고 여겨졌던 것이니 출생 - 성장 - 배움 - 사회 진출이 탐랑부터 문곡까지의 흐름인 것이다.

염정은 청렴과 곧음을 뜻하니 사회적인 규율이 여기서 적용되며, 법과 질서로 욕망을 제한하면서 그 테두리 안에서 성공을 해야 함을 뜻한다. 무곡 역시 출사를 무인(武人)으로 시작할 때를 의미한다. 국가에 있어 안과 밖에 권력이 미칠 때 이를 문곡과 무곡의 영역이라 말할 수 있다.

파군성의 개인적 의미로는 출사하고 나서 사회의 명이 다하여 낙향하여 은거하는 재상 원로를 뜻한다. 국가로서는 흥망성쇠를 의미하며 어떻게 하면 나라의 영속성이 보전될 것인가에 대한 고민이 담긴 별인 것이다. 나라가 망하면 개인 삶의 기반이 흔들리는 것이니 국가의 변란이 있으면 백성 모든 이가 나라의 수호를 위해 출전할 수밖에 없다. 이를 통해 파군성은 숙명의 별이라는 의미를 도출해 낼 수 있다. 시대의 전환기라는 의미가 있으며, 시대가 부여하는 숙명이 파군성의 빛이다.


북두칠성 여섯 번째 별 무곡성 옆에 좌보성 자미제군(紫微帝君)과 우필성 고상옥황(高上玉皇)이 있다. 이 두 개의 별은 육안으로 거의 보이지 않기에 민간에 신앙이 크게 유포되지 않았으나, 도가의 수련과 구성기하학과 같이 점술 체계에서 언급된다. 후술하는 북두상승비밀대법에 북두칠성과 2개의 별을 합쳐서 9개의 별로 수행 하며, 북두상승비밀대법 중 북두자미십광법에서는 한 개의 별을 추가하여 10개의 별로 수행을 한다.

## 02
# 북두상승비밀대법의 의미

북두칠성은 우리 인생과 결부되어 이해한 별자리였다. 인생사 길흉화복이 북두칠성과 연관되어 발생한다고 이해했기에 우리 몸에 있는 구멍마다 북두의 기운이 응하는 비의적 해석까지 진행된 것이다.

동양에서는 7규(七竅)라 하여 눈 2개, 콧구멍 2개, 귀 2개, 입까지 하여 얼굴에 있는 7개의 구멍에서 인생의 모든 일들이 벌어진다고 여겼다. 얼굴의 모습을 북두칠성과 대응하여 이해했던 것이다. 그러나 실제로 인체의 구멍은 7규 이외에도 요도의 구멍과 항문까지 총 9개이다. 세상에 드러난 얼굴의 7규를 육안으로 확인되는 북두칠성으로 생각하고, 육안으로 보이지 않는 좌보성과 우필성을 옷으로 감춰진 요도와 항문으로 이해하는 견해도 있다.

수행은 영을 맑히고 도에 수순하는 것이니 길흉화복과 관계없다고 여길지 모르나, 인간으로서 기본적인 생활이 영위되지 않으면 현대 사회에서 수행적 성취 또한 이루기 어려운 게 사실이다. 그렇기에 북두칠성의 맑은 기운을 받아 인생의 고액을 덜어 다시 수행의 힘을 얻는 선순환의 과정이 필요하다.

북두칠성 수행은 다음 세 가지 버전이 있다.

1. 국가에 북두칠성의 빛을 응하게 하는 북두국토안락대법
2. 북두칠성의 빛이 순차적으로 내려와 내 몸이 북두칠성이 되는 북두칠광법
3. 북두칠성과 좌보성, 우필성과 자미대제의 빛이 응하는 북두자미십광법

# 03
# 북두상승비밀대법의 세 가지 수행 차제

■ **북두국토안락대법**(北斗國土安樂大法)

집전자가 태양계 주재자가 되어 한반도에 북두칠광을 서리게 하여 한민족의 무궁한 발전을 꾀하게 하는 작법이다. 이는 밀교 칠요탄트라를 하여 집전자가 태양계 주재자가 된 후 외부 성신(星神)들의 빛을 초빙하여 대한민국 국토에 꽂히게 하는 것이다.

한민족이 외침이 잦았고, 국가의 주권이 위태로웠던 적도 많았으며, 한때 식민지 수준까지 떨어졌음에도 국체가 끊이지 않고 민족이 보존되어 이어져 왔던 것은 길함과 흉함이 교차하여 오히려 영속성이 유지되었기 때문이라 본다. 한때 세계를 제패했으나 그 길함이 급격하게 쇠하여 민족의 정체성이 없어져 버리기까지 한 무수히 많은 민족도 있었다. 우리 인생에 길함과 흉함이 늘 교차하는 것처럼 북두칠성은 인생을 의미하며 북두의 기운은 길, 흉, 쇠함과 다시 태어남까지도 관장한다. 북두칠성의 기운이 나라에 임하게 되면 국체가 보존되며 민족이 화합할 수 있게 된다. 그 중간에 무수히 많은 길함과 흉함이 있을지라도 북두칠성의 정기를 받은 민족은 정체성을 영원히 유지할 수 있다.

아래는 북두국토안락대법의 절차이다. 백두산과 신의주, 평양은 대한민국이 아니나 대한민국이라는 나라의 기운을 한반도로 크게 잡아 백두산, 신의주, 평양을 대한민국으로 정하고 의식을 행한다.

작법 내용 : 집전자와 사회자가 필요하다. 집전자는 일륜과 월륜의 진언을 외우고, 태양계 만다라 법계궁을 완전히 지구의 좌에서 펼치고 나서, 북두칠성을 초빙한다.

나마사만타 붓다남 아디타야 스바하 (일륜)
나마사만타 붓다남 찬드라야 스바하 (월륜)

사회자는 후술하는 내용을 언급한다.

'일요와 월요의 힘을 받은 행자는 비밀작법을 시행합니다. 이제 밀법행자는 월요의 찬드라와 일요의 수리야로서 일월륜보살이 되었습니다. 일월륜보살은 곧 지구와 합하여 천궁도(天宮圖), 하늘 궁전의 주재자, 태양계 주재자가 됩니다.'

보조자는 행성을 의미하는 원석들을 집전자 주변 원형으로 둘

러쳐진 12황도를 뜻하는 회로 12개에 각각 놓는다. 이런 의식을 통해서 12황도에 맞는 행성들의 의미가 배가 되며 태양계 만다라가 완성된다. 집전자는 아래와 같은 내용을 언급한다.

일요, 태양 헬리오스는 태양계 주재자의 힘으로 사자자리로

월요, 월륜 아르테미스는 태양계 주재자의 힘으로 게자리로

수요, 수성 머큐리는 태양계 주재자의 힘으로 쌍둥이자리와 처녀자리로

금요, 금성 비너스는 태양계 주재자의 힘으로 황소자리와 천칭자리로

화요, 화성 마르스는 태양계 주재자의 힘으로 양자리와 전갈자리로

목요, 목성 머큐리는 태양계 주재자의 힘으로 사수자리와 물고기자리로

토요, 토성 새턴은 태양계 주재자의 힘으로 염소자리와 물병자리로 이동한다.

모든 행성은 태양계 주재자의 명령에 의해 각자의 자리로 귀속된다.

집전자는 태양계 만다라 법계궁을 건립하고 나서 아래와 같이 언급한다.

태양계 좌가 완비되었으니 북두의 일곱 대성신들이 임할 수 있도다.

태양계 좌에 의해 초빙되는 그대들을 말해본다.


생명의 자리 탐랑성. 생의 자리. 인간과 사회와 국가의 시작점인 그대는

북두의 제1좌로서 사바 염부제 대한민국 제주에 강한다.

활동의 자리 거문성. 복록을 누리며 활동하고 누리는 복록으로 더욱 치성하리라.

북두의 제2좌로서 사바 염부제 대한민국 부산에 강한다.

활동과 생명의 생사가 교차하는 자리, 녹존성이시여, 명멸함으로 더욱 치성하리라.

북두의 제3좌로서 사바 염부제 대한민국 광주에 강한다.

사회적 자리 사회 속에서 주체를 세우는 자리, 문곡성이여, 생의 가장 절정으로 더욱 치성하라.

북두의 제4좌로서 사바 염부제 대한민국 서울에 강한다.

법의 자리, 질서의 자리인 염정성이여, 그대는 생명의 움틈과 꽃 피는 인생, 사회, 국가의 번영을 정돈하여 더욱 빛나고 영원하게 하리니, 염정성 그대의 힘으로 북두를 더욱 완전하게 하라.

북두의 제5좌로서 사바 염부제 대한민국 평양에 강한다.

질서를 완성시키는 자리, 무곡성이여, 그대는 번영의 끝자리에서 시들어가는 것, 썩어가는 일체의 것을 정돈하여 완전함을 더욱 완전하게 하는 자이니, 무곡성 그대의 힘으로 북두를 더럽히는 자를 용서하지 않으리라.

북두의 제6좌로서 사바 염부제 대한민국 신의주에 강한다.

국가의 명멸을 주관하는 자, 파군성이여, 개인의 흐름은 국가의 흐름에 배속될지니, 그대의 이름이야말로 모든 이를 자애하는 어머니이자 모든 이로부터 우리를 지키는 국가의 수호신 아버지이니, 그대 파군성의 힘으로 북두칠성은 일곱 개의 별이 단순한 별자리가 아닌 북두칠성의 이름을 가진 별이 되리라.

북두의 제7좌로서 사바 염부제 대한민국 백두산에 강한다.


위 주문을 외우면서 한반도를 상징하는 큰 지도에 도시별로 촛불을 하나씩 점화하면서 아래와 같이 언급한다.


북두칠성, 인간의 길흉화복과 사회의 조류, 시대의 흐름, 국가의 흥망성쇠가 별 만다라의 계시에 의해 이루어지니 그대 북두칠성은 대한민국 이 자리에 현현하여 북두의 후손인 환인, 환웅, 단군의 후손에게로 하여금 그대의 빛을 이어가게 하소서.

일체의 마장은 무곡성으로
일체의 생명과 복록은 탐랑과 거문으로
끊어지지 않는 영속은 녹존으로
이름을 날리고 기여하는 바는 문곡으로
정도로서 기여하는 바는 염정으로
운명과 숙명으로 인도하는 파군으로

그대 칠성의 이름으로 대한민국은 번영하고 멈추고 다시 번영하여 영원히 끊어지지 않아 이름을 남길 것이다.

■ **북두칠광법**(北斗七光法)

하늘에 북두칠성 있다고 관하고 문구들을 외우면서 별빛이 내 몸에 응현하는 것을 관상하는 수행법이다. 수행하기 위한 전제 조건으로 북두칠성의 별빛을 받기 위해서는 별도의 권능 부여 의식이 필요하다. 이는 외부의 기운이 응하게 하는 것이라서 주파수 조율이 절대적으로 필요한 것이다. 북두칠광법과 북두자미십광법 수행을 위해서는 북두칠성 인계가 필요하다.

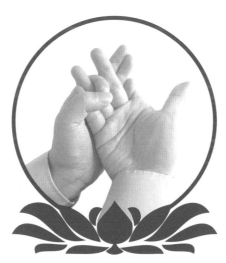

북두칠성 인계

왼손의 엄지와 검지를 고리로 맺은 다음, 오른손의 새끼손가락과 약지를 감싼다. 왼 손가락 세 개는 오른손 중지 뒤에 넣는다. 오른손 엄지를 펼친다.

이는 10개의 손가락 중 7개를 보이는 쪽으로 하여 북두칠성을 상징화한 것이다.

(인계를 맺고)

내 몸에 응현한 북두의 별들이여 (관법 : 양눈, 양 콧구멍, 양 귀, 입에서 흰빛이 나옴)

하늘의 북두칠성대군에게 나의 별이 쇠하는 지점에 응하게 하소서. (내 머리 위에 북두칠성이 보인다)

위와 같이 언급하고 아래 내용을 관상한다.

북두칠성의 별빛을 관하면서 탐랑부터 파군까지 별빛이 내 심장에 내려온다.

탐랑좌가 내려오면 별이 심장에서 빨강으로 변화하여 몸에 활력을 준다. 빨간색의 불이 느껴진다.

거문좌가 내려오면 별이 심장에서 노랑으로 변화하여 몸과 마음이 윤택해진다. 금색물이 넘실댄다.

녹존좌가 내려오면 별이 심장에서 녹색으로 변화하여 플러스와 마이너스가 균형이 있는 중화의 바람이 분다. 녹색 바람이 느껴진다.

문곡좌가 내려오면 별이 심장에서 푸른색으로 변화하여 푸른색 바다의 파도가 내 몸을 휘감는다. (거침없는 파도가 사회의 진출을 의미한다.)

염정좌가 내려오면 별이 심장에서 은빛으로 변화하여 은빛 빛 알갱이로 내 몸의 혈관을 타서 사기(邪氣)를 밀어낸다.

무곡좌가 내려오면 별이 심장에서 투명한 빛으로 변화하여 보이지 않는 투명한 빛으로 나를 보호한다. 부정한 것의 침입을 막는 장벽이 생성된다.

파군좌가 내려오면 별이 심장에서 검은빛으로 변화하여 거대한 침묵으로 나를 관조하는 장이 형성됨을 느낀다. 숙명을 이행하게 된다.


별빛이 순차적으로 내려와 심장을 중심으로 내 몸과 마음에 영향을 줌을 관한다. 해당별은 다시 하늘로 올라가 북두칠성 별자리에서 빛남을 관하고 마무리한다.


■ **북두자미십광법**(北斗紫微十光法)

앞서 인체의 얼굴 쪽 구멍 7개에 요도와 항문까지 9개의 구멍이 있다고 언급하였다. 본 수행은 구멍 10처에 북두구진의 별빛을 응하면서 자미대제(紫微大帝)의 빛도 서리게 하는 수행이다. 자미대제는 생명의 시작점인 배꼽으로 비정하였다. 좌보성과 우필성처럼 사회적으로 보이지 않는 것이기도 하고, 북극성처럼 움직이지 않는 것(뚫리지 않은 구멍)이니 배꼽이 맞는 것이다. 본 수행은 상징이 필요하여 숫자 0부터 9를 이용한다.

아래 주문을 외우면서 몸의 10처에 빛이 서린다고 관한다. 참고로 현성응도(現星應道)는 도에 수순하여 별빛이 드러난다는 의미이니 수행 중 마장이 없게 하도록 한 것이다. 급급여율령은 도가의 주문에 '명령받은 대로 하소서'라는 뜻으로 도가에서 주문 뒤에 붙이는 후렴구와 같은 것이다. 강림여율령은 자미대제와 같은 분에게 빨리 처리하라는 의미의 급급(急急)은 맞지 않기에 강림하소서라는 의미로 쓴 것이다.

북두자미십광법은 배꼽에서부터 몸의 각 부위가 별빛이 응한다고 관한다. 숫자가 빛으로 변화한다고 보면 된다. 자미대제의 경우 숫자 0이 투명한 빛을 내면서 별빛으로 변화하여 배꼽에 서리고, 탐랑성군의 경우 숫자 1이 빨간색 불처럼 빛나면서 별빛으로 변화하여 왼쪽 눈에 서린다.

성신천존 자미원궁 자미대제 강림여율령
삼매야형 0 투명 / 배꼽


북두구진 탐랑성군 현성응도(現星應道) 급급여율령
삼매야형 1 빨간불 / 좌안


북두구진 거문성군 현성응도(現星應道) 급급여율령
삼매야형 2 금색물 / 우안


북두구진 녹존성군 현성응도(現星應道) 급급여율령
삼매야형 3 녹색바람 / 좌콧구멍


북두구진 문곡성군 현성응도(現星應道) 급급여율령
삼매야형 4 푸른색 바다의 파도 / 우콧구멍


북두구진 염정성군 현성응도(現星應道) 급급여율령
삼매야형 5 은빛 빛 알갱이 / 좌이


북두구진 무곡성군 현성응도(現星應道) 급급여율령
삼매야형 6 투명색 / 우이


북두구진 파군성군 현성응도(現星應道) 급급여율령
삼매야형 7 검정색 / 입

북두구진 자미제군 현성응도 급급여율령
삼매야형 8 백색 (좌보성) / 요도

북두구진 고상옥황 현성응도 급급여율령
삼매야형 9 자주빛 (우필성) / 항문


　주문은 별의 이름을 언급하면서 '도에 응하면서 별이 드러나라 (現星應道).'라는 의미로 구성되어 있다. 자미원궁 자미대제는 주문에서 성신천존으로 언급되는데, 일반적인 북두칠성 신앙과 북두구진 점술인 구성학에서는 잘 언급되지 않는 존이다. 이 존은 인체의 혈처 중 배꼽에 응한다. 인간의 시원은 어머니의 태로부터 시작되었으니 가장 시원되는 구멍에 해당되는 배꼽에 비정되는 것이다. 또한 배꼽은 막힌 구멍에 해당되니 숫자 1이 아닌 0으로 정하였다. 여기서 소개하는 북두자미십광법은 인체의 10개의 혈처에 북극성과 북두구진까지 합한 10개의 별을 합쳐 수행하는 것이기에 완전한 하늘의 만다라를 인체에 대입하여 온전한 천인합일의 만다라를 구현하는 것이 가능하다

## 04
# 북두칠성과 남두육성

남쪽 하늘 궁수자리 일부분에 동양에서 남두육성이라 부르는 별 여섯 개가 있다. 남두육성은 국자를 뜻하는 '두(斗)'라는 한자에서 알 수 있듯이 그 형태가 북두칠성과 유사한 모양이다. 이러한 이유로 북두칠성과 대비하여 이해하는 경향이 있었다. 북두칠성은 보통 인간의 길흉화복과 인생을 의미하지만, 남두육성과 대비하면 죽음과 엄숙함과 숙명이라는 의미를 지닌다. 남두육성은 생명을 의미하기 때문에 북두칠성은 장군의 모습이나 검은 옷을 입은 사람으로 그려지고 남두육성은 흰옷을 입은 노인으로 묘사된다.

앞으로 남두육성과 관련된 특수한 의식을 할 때는 이 별들의 도교적 의미를 강조하여 남두육선(南斗六仙)이라고 언급한다.

남두육성은 생명과 연관이 있어 수명연장을 위한 기도의 별로 알려져 있고, 각 별의 구체적 의미는 자미두수에서 밝혀놓았다.

천부(天府) 재물을 상징하는 별.

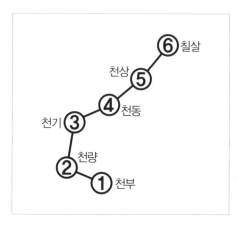

남두육성

천량(天梁) 노인의 특성을 가진 별이라 함. 수명연장과 관련됨.
　　　　흉함을 길함으로 바꾸는 별. 천기(天機) 책사의 특
　　　　성을 가진 별이라 함. 기도와 소원을 들어주는 별이
　　　　라 함.
천동(天同) 어린아이와 같은 특성을 가진 별. 낙천적임. 흉함을
　　　　길함으로 바꿀 수 있다고 함.
천상(天相) 관직이나 명예를 상징하는 별.
칠살(七殺) 죽음과 형액을 의미함.

## 05
# 북두구진남두육선 양재초복의 법


북두칠성 자리의 북두칠성과 두 개의 보조성과 남두육성의 별을 활용한 특수한 의식이다. 이 의식은 사기(邪氣)를 제거하고 복을 부르는 의식이다.

북두구성은 눈 2개, 귀 2개, 콧구멍 2개, 입, 요도, 항문의 자리에 소금을 컵에 넣은 후 컵에 작은 깃대를 꽂는다. 소금은 벽사의 의미를, 깃대는 벽사신군으로서의 북두칠성 의미를 가진다.

남두육선의 자리는 몸의 주요 장부에 남두육성의 모양으로 초를 배치한다. 심장, 폐장, 위장, 간장, 신장, 대장 등의 부위로 배치한다. 이 초는 쌀 위에 얹혀 있으며, 쌀과 촛불은 생명을 의미한다.

다음은 의식을 할 때 제문이다.

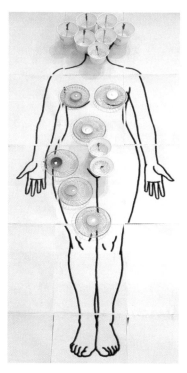

북두구진남두육선 양재초복의 법

지속고래 자은적선/과거부터 지금까지 자비로운 은혜는 지속되
어 왔고 복덕을 쌓았으며

가납소원 청망구원 /오래된 소원을 가히 받아주시옵고 부디 원망
은 잊어주시길 바랍니다
영원고통 지속고난 /영원히 고통받았고, 고난이 지속되었으나
적선무량 대해자심 /무량한 선을 쌓았고, 바다와 같은 자비심을

내었으니

연마수행 보조도반 /수행을 절차탁마하였고, 도반을 도와주었으며

공경사부 화평가정 / 스승을 공경하였고, 가정을 화평하게 하였
으니


대신천권 은사자비 / 천권을 대신하여 자비를 드리니

일체천상 존귀복성 / 일체의 천상 귀하고 복된 별의 성신이여

지상망라 인간만화 / 지상에 펼쳐진 인간의 꽃이여

지하무량 영귀암중 / 지하의 무량한 영혼, 귀신, 어두운 무리들이여


지극비원 도달세계 / 지극한 비원이 세계에 닿아

청망구원 용서거오 / 구원을 잊어주시고 크나큰 잘못을 용서하여
주소서

일체선신 일체암귀 / 일체의 선신, 일체의 암귀

일체인간 일체해중 / 일체의 인간, 일체 바닷속의 존재

일체천상 일체공기 / 일체 천상의 무리, 일체 공기 속의 존재

일체지중 일체화중 / 일체 지하의 존재, 일체 불 속의 존재

거대관용 해지대원 / 거대한 관용을 베풀어, 지극히 큰 원망을 푸
소서


0000 일체천선 / 0000과 일체의 천상의 선인들이

천장지구 영원비약 / 하늘과 땅이 영원하도록, 비원이 영원하게
하고

승보언약 명각천지 / 언약을 이어 보증하고, 천지에 새기도다

화평무궁 덕행지속 / 화평이 무궁하고 덕행이 지속되도다

초래 북두구성진 (오소서 북두구성의 만다라여)
임 이름 강 좌안 제일혈 제거사기 탐랑거성제
임 이름 강 우안 제이혈 축퇴원귀 거문대성신
임 이름 강 좌이 제삼혈 멸진주법 녹존멸사존
임 이름 강 우이 제사혈 제착심령 문곡제령제
임 이름 강 좌비 제오혈 제거부정 염정청정제
임 이름 강 우비 제육혈 멸진망념 무곡대천제
임 이름 강 구순 제칠혈 벽사초복 파군대성제
임 이름 강 자미태자궁 제팔혈 멸죄악심 자미제군
임 이름 강 자미고상옥황궁 제구혈 멸사봉공 죄업말살 제착심령
제거부정 멸진주법 고상옥황

은유 은사지법 벽사도법 자은대법 망라 지구 /은사의 법, 벽사의
도리, 베푸는 대법을 지구에 내려주시듯
지극원 축귀 이름, 초래 만덕지본 이름 / 귀물을 쫓아내시고, 만
덕의 근본이 OO에게 오게 하소서.

초래 남두육선화평진 (오소서 남두육선의 화평 만다라여)
임 일체중생 강 심장 남두육선 천부선인
임 일체중생 강 폐장 남두육선 천량선인
임 일체중생 강 위장 남두육선 천기선인
임 일체중생 강 간장 남두육선 천동선인

임 일체중생 강 신장 남두육선 천상선인
임 일체중생 강 대장 남두육선 칠살선인

생명지법 만인화평 화록위안 만법풍안 / 생명의 법이 만인을 화
평하게 하고 녹색으로 일렁이며 모든 것이 풍요롭고 안락하게 하는
남두육선 시은대자 자비법선 광위대지 / 남두육선이시여, 자비로
운 법의 선인이시여,
초목일생 위 이름 소심자비 일편자심 / 초목의 일생과 같은 00를
위해 작은 자비심을 내어,
만법변화 생생화평 복생천덕 화평일생 / 만법을 변화시키고 끊임
없이 화평이 돋으며, 하늘의 은덕으로 복아 생하며 일생을 화평하
게 살도록 하소서,


제례문을 외우면서 소금이 담긴 컵에 깃대를 꽂고, 쌀 위에 있
는 초에 불을 붙이면 된다. 주문에 나와 있듯이 북두구진은 몸의
9개의 구멍에, 남두육성은 몸의 6개의 장부에 배치되는 것이다.
인간 육체에 하늘의 만다라를 구현시키는 수행법이다.


북두구진의 신묘한 빛으로 국토와 세계가 안락하고 개인의 일
상이 편안해지길 바라는 마음에서 수행체계를 공개한 것이니 수
행하는 이들에게 도움이 되기를 바란다.

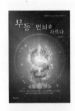

## 무동 번뇌를 자르다

무동금강 지음 | 236p | 14,000원

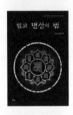

## 밀교 명상의 법

무동금강 지음 | 280p | 17,000원

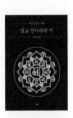

## 밀교 만다라의 서

무동금강 지음 | 416p | 31,000원

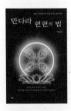

## 만다라 현현의 법

무동금강 지음 | 244p | 17,000원

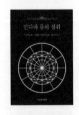

## 만다라 몸의 성취

무동금강 지음 | 236p | 25,000원

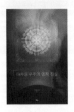

## 다차원 우주의 영적 진실

무동금강 지음 | 252p | 17,000원

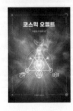

## 코스믹 오컬트

무동금강 지음 | 256p | 33,000원